Schirner Verlag

Caroline Ebert

Die AUGEN – DAS TOR ZUR SEELE

Eine neue Sichtweise auf Augenerkrankungen

Schirner Verlag

Die Ratschläge in diesem Buch sind sorgfältig erwogen und geprüft. Sie bieten jedoch keinen Ersatz für kompetenten medizinischen Rat, sondern dienen der Begleitung und der Anregung der Selbstheilungskräfte. Alle Angaben in diesem Buch erfolgen daher ohne Gewährleistung oder Garantie seitens der Autorin oder des Verlages. Eine Haftung der Autorin bzw. des Verlages und seiner Beauftragten für Personen-, Sach- und Vermögensschäden ist ausgeschlossen.

Wir verzichten auf das Einschweißen unserer Bücher – **UNSERER UMWELT ZULIEBE!**

ISBN Printausgabe 978-3-8434-1408-1
ISBN E-Book 978-3-8434-6218-1

Caroline Ebert:
Die Augen – Das Tor zur Seele
Eine neue Sichtweise
auf Augenerkrankungen

Umschlag: Elena Lebsack, Schirner,
unter Verwendung von # 128872576
(© Aleshyn_Andrei), # 159349856 (© Evgeny Karandaev) & # 87120133 (© wenani), www.shutterstock.com
Layout: Simone Fleck, Schirner
Lektorat: Bastian Rittinghaus, Schirner
Printed by: Ren Medien GmbH, Germany

www.schirner.com

3., überarbeitete Auflage Juli 2019

Inhalt

Arbeit mit den Augen – eine Reise in die Vergangenheit

In meinem ersten Buch »Ganzheitliches Augentraining« schrieb ich bereits einiges zu den Zusammenhängen zwischen Augenleiden und dem Seelenleben. Von zahlreichen Lesern wurde ich gefragt, welche Themen hinter dort nicht berücksichtigten Augenkrankheiten stecken. Ein großes Anliegen waren immer wieder der graue Star und der grüne Star. Aber auch trockene Augen sind ein in unserer Gesellschaft weitverbreitetes Problem. Wie bei den Fehlsichtigkeiten, also Kurz- und Weitsichtigkeit, auch, denken viele Menschen bei diesen Augenthematiken immer noch, dass es sich um »altersbedingte Veränderungen« handelt. Tatsächlich gibt es einige »Verschleißerscheinungen«, die das Leben hinterlässt. Dennoch stecken auch hinter diesen Symptomen Botschaften, die angenommen und in Veränderungen umgesetzt werden möchten. Aus diesem Grund zeigen sie sich auch körperlich.

Die Suche nach den Ursachen, nach den Hintergründen, beginnt mit einer Reise in Ihre Vergangenheit, die einige Wunden aufdecken könnte. Aber sie bietet auch viele Chancen. Es ist möglich, dass Sie auf einiges stoßen, was sehr schmerzhaft für Sie ist oder war. Denn ganz gleich, um welches Augenproblem es sich handelt – wer an und mit den Augen arbeitet, kommt sehr schnell an die Verletzungen, die am tiefsten im Leben sitzen.

Hinter Augenthemen stecken häufig blockierte Gefühle. Diese waren in der Vergangenheit zu schmerzlich für Sie, um sie zu durchleben. Deshalb haben Sie sich (unbewusst) dazu entschlossen, lieber nicht so viel zu fühlen. Dieses oder jenes wollten Sie bloß nicht mehr fühlen müssen. Wenn Sie in solch einer Situation dann einen Satz denken oder aussprechen wie: »Das möchte ich nie wieder mit ansehen müssen«, dann hat das Auswirkungen: Zum einen verändern Sie Ihr Verhalten unbewusst, um ähnlichen Situationen aus dem Weg zu gehen. Zum anderen beeinträchtigen Sie Ihre Augen durch diese Botschaft. Sie bzw. das Gehirn werden nämlich dafür sorgen, dass Sie wirklich schlechter sehen können. Dabei folgen sie nur Ihrem Wunsch, eine derartige Situation nicht mehr ansehen zu müssen. Da man nie davor gefeit ist, in eine »unschöne« Situation zu kommen, werden die Augen alles daran setzen, nicht mehr gut zu sehen, damit Sie es nicht mehr ansehen müssen. Augenerkrankungen und Fehlsichtigkeiten sind die Folgen. Auch Unfälle und schreckliche Ereignisse in der Welt, die wir miterleben oder in den Nachrichten oder den sozialen Medien ansehen und die uns berühren, können Auswirkungen auf die Augen haben. Überlegen Sie einmal, ob Sie einen Satz wie den obigen irgendwann gedacht oder gesagt haben. Falls ja, lege ich Ihnen ans Herz, diesen Ausspruch zu widerrufen. Denn er wirkt wie ein Schwur, gerade, wenn Sie das Wort »niemals« oder »nie wieder« benutzt haben – und das über diese Inkarnation hinaus in Ihren folgenden Leben. Eine wunderbare Übung, um solch ein Gelübde zu widerrufen, ist die Meridianklopfmassage.

MERIDIANKLOPFMASSAGE

Führen Sie die Übung im Stehen durch. Ich empfehle, sie über mehrere Wochen hinweg jeden Tag ein- oder bis zu dreimal zu praktizieren. Klopfen Sie alle Punkte, und sprechen Sie dabei jeweils den folgenden Text dreimal laut und bewusst aus:

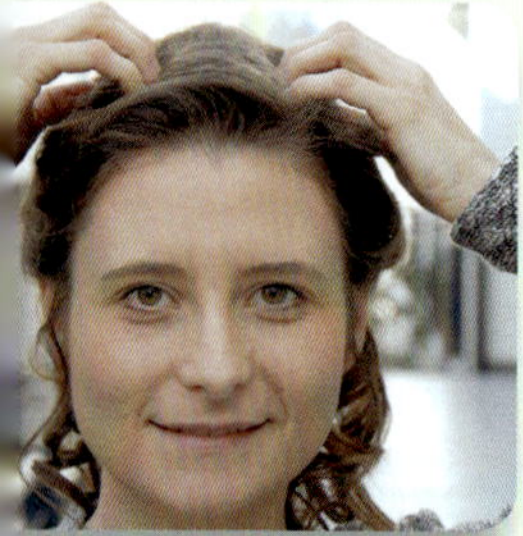

Ich will sehen, was ist.
Ich löse mich von allen negativen Denk- und Gefühlsmustern, die mein Sehvermögen einschränken.
Ich blicke allen Ereignissen in meinem Leben liebevoll entgegen. Aus jeder Situation lerne ich. Schwieriges macht mich stärker und öffnet mein Blickfeld.

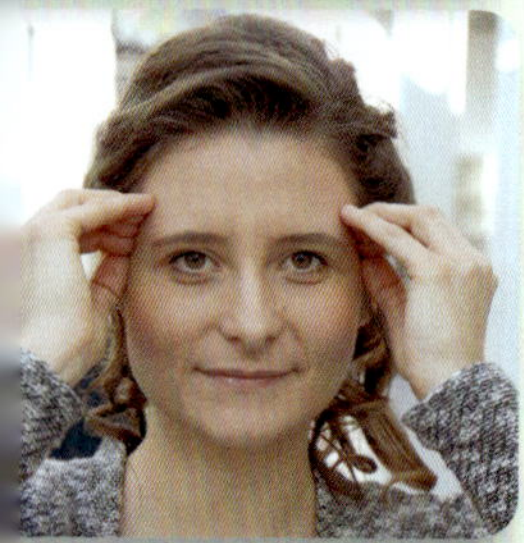

Übungsanleitung

- Klopfen Sie mit den Fingerspitzen aller 10 Finger am Oberkopf. Klopfen Sie gleichmäßig und mit allen Fingern gleichzeitig, und sprechen Sie dabei Ihren Text. Klopfen Sie so lange an dieser Position, bis Sie den Text dreimal gesprochen haben.
- Klopfen Sie mit den Fingerspitzen der rechten Hand an Ihrer rechten Schläfe und mit den Fingerspitzen der linken Hand an Ihrer linken Schläfe.

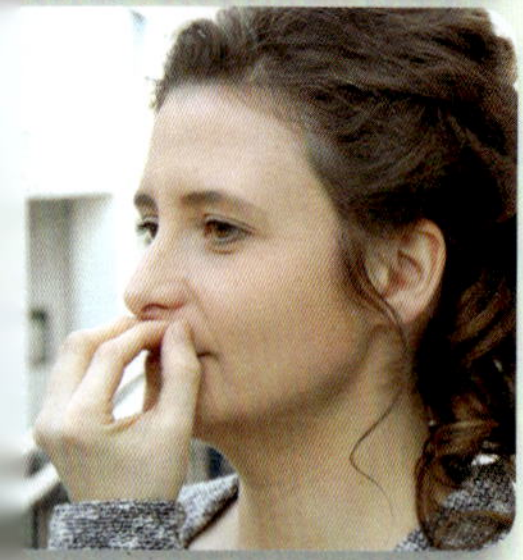

- Klopfen Sie mit den fünf Fingerspitzen einer Hand Ihrer Wahl oberhalb der Oberlippe, und wiederholen Sie Ihren Text dreimal. Hier befinden sich die Meridianendpunkte des sogenannten Gouverneursgefäßes.

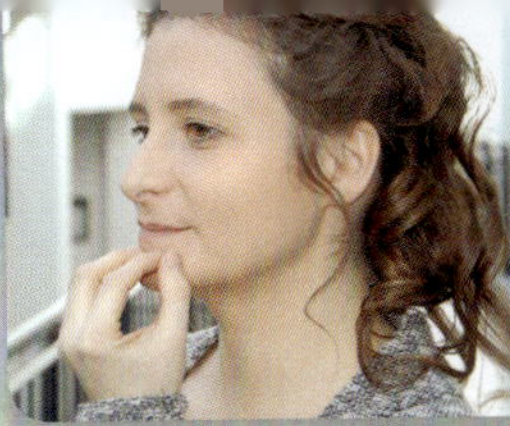

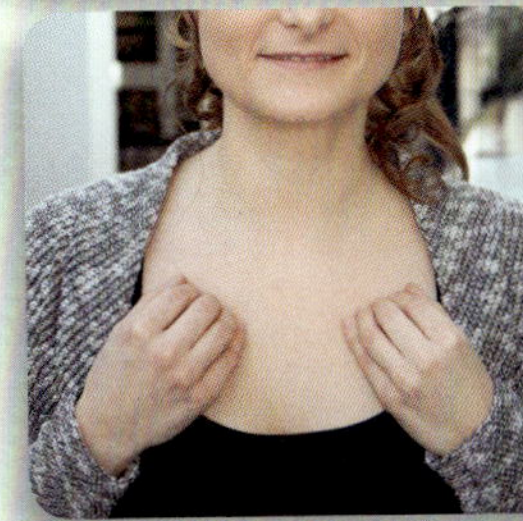

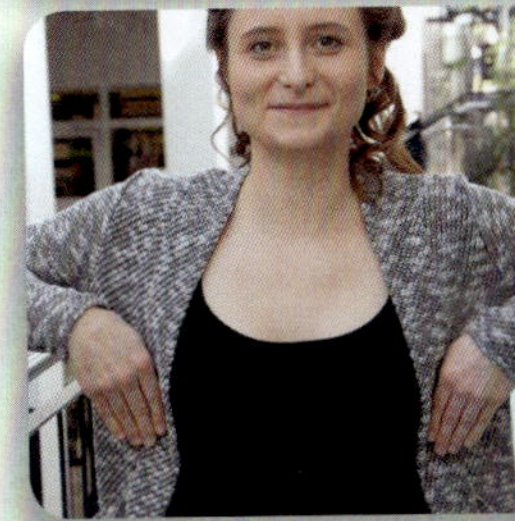

- Klopfen Sie nun mit den fünf Fingerspitzen einer beliebigen Hand unterhalb der Unterlippe. Hier befindet sich der Meridianendpunkt des Zentralgefäßes, das dadurch angeregt wird.
- Klopfen Sie mit den Fingerspitzen beider Hände an den Nierenpunkten (Niere 27) des Nierenmeridians, und sprechen Sie dabei Ihre Affirmation.
- Klopfen Sie nun mit den Handinnenkanten seitlich auf Brusthöhe am Körper. Dazu können Sie die Oberarme seitlich anheben.

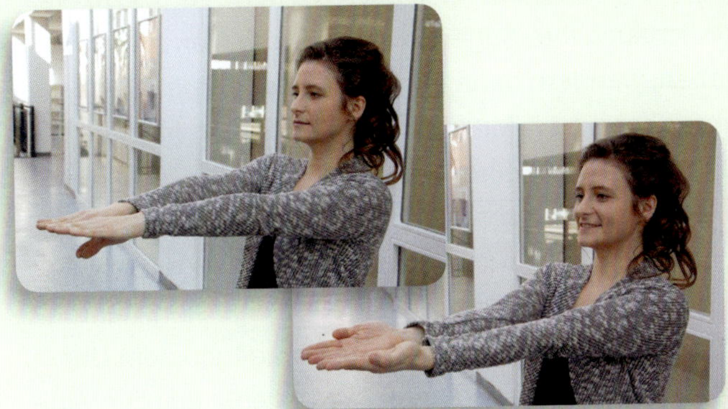

- Klopfen Sie mit ausgestreckten Armen die Handinnenkanten (inklusive die Daumen) aneinander.
- Klopfen Sie nun mit ausgestreckten Armen die Handaußenkanten aneinander.
- Legen Sie die Innenseiten Ihrer Handgelenke aufeinander. Ihr rechter Puls klopft auf Ihren linken Puls (egal, ob Sie Rechts- oder Linkshänder sind). Dies ist die letzte Stelle, an der Sie Ihre Affirmation dreimal laut wiederholen.

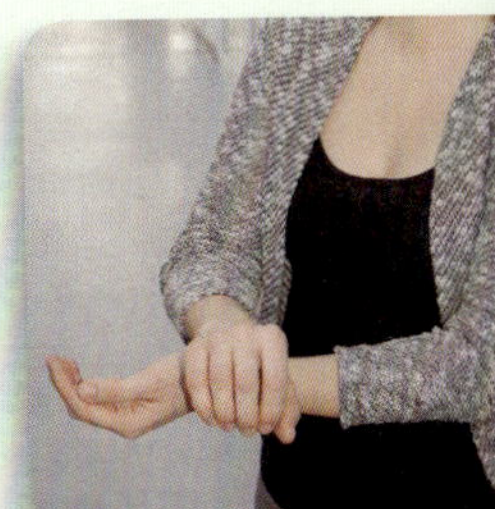

› Klopfen Sie nun mit den Fingerspitzen von Zeigefinger, Mittelfinger und Ringfinger Ihrer rechten Hand auf Ihren linken Handrücken, zwischen den gedachten Verlängerungen von kleinem und Ringfinger. Diesmal brauchen Sie nichts zu sprechen. Sie klopfen so lange an dieser Stelle, bis Sie in alle Blickrichtungen gesehen haben, ohne dabei Ihren Kopf zu bewegen. Beginnen Sie in der Mitte. Dann wandern Sie mit den Augen nach rechts und über die Mitte nach links, so weit, wie es Ihnen möglich ist. Nachdem Sie in die Mitte zurückgekehrt sind, wandern Sie mit den Augen nach oben und über die Mitte nach unten, um schließlich zur Mitte zurückzukehren. Nun schauen Ihre Augen in einer Diagonalen zuerst nach rechts oben, wandern dann über die Mitte nach links unten und kehren erneut zur Mitte zurück. Das Gleiche machen Sie nun in einer Diagonalen von links oben nach rechts unten. Zum Abschluss lassen Sie Ihre Augen noch rotieren. Drehen Sie die Augen im Kreis, zunächst im Uhrzeigersinn. Kehren Sie, bevor Sie den Kreis entgegen dem Uhrzeigersinn durchführen, wieder erst zur Mitte zurück. Beenden Sie die Übung mit einem Blick geradeaus in die Ferne.

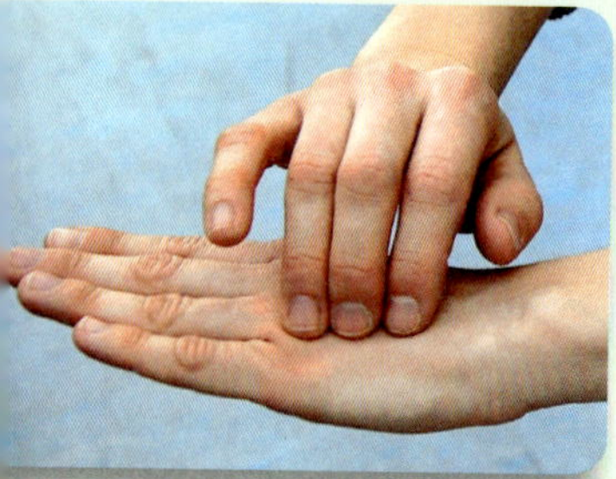

Da diese Übung sehr viele Blockaden in Ihren Augenmuskeln lösen kann, empfehle ich Ihnen, im Anschluss zu palmieren (siehe Seite 28).

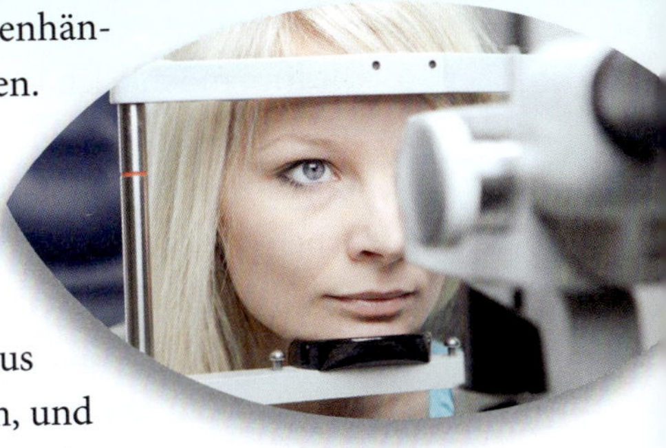

Natürlich kann man auch Zusammenhänge mit anderen Körperteilen herstellen. Doch in diesem Buch soll es speziell um das Verhältnis zwischen Ihrem Leben und Ihren Augen gehen. Denn Ihre Augen sind das Tor zu Ihrer Seele und zur Geistigen Welt! Aus dem Geistigen kommen wir Menschen, und dahin kehren wir zurück. Besser gesagt, dahin entwickeln wir uns, nachdem alle Lern- und Lehraufgaben, die wir uns selbst ausgesucht haben, durchlebt wurden. Und wir haben Lernaufgaben nicht nur hier auf Erden, auch nach dem irdischen Ableben warten Lektionen auf uns. All dies kann man an den Augen wirklich sehen. Mit diesem Buch möchte ich nun tiefer erklären, welche Botschaften Ihre Augen für Sie persönlich bereithalten. Auch wenn jede Person ihre eigene Geschichte und ihren individuellen Weg hat, kann man zu den verschiedenen Augenproblemen und Krankheiten doch immer übergeordnete Thematiken erkennen, die sich im Leben der betreffenden Person zeigen. Ich will Menschen nicht in Schubladen stecken und sie danach beurteilen und bewerten, ich schreibe dieses Buch als Hilfe für diejenigen, die ernsthaft auf der Suche nach der Ursache für ihre Augenprobleme und Lösungen für diese sind.

Die Entwicklung des Sehvermögens

Zu Beginn möchte ich Ihnen die Entwicklung des menschlichen Sehens darlegen, da viele Augenkrankheiten ihren Ursprung schon in der Schwangerschaft oder im Kleinkindalter haben. Übernehmen Sie die Eigenverantwortung für Ihr Sehvermögen, und suchen Sie nicht einen Schuldigen oder machen etwa das persönliche Schicksal oder Gottes Willkür für Ihr Sehvermögen verantwortlich. Die haben damit nichts zu tun. Es gibt immer eine Ursache und die daraus resultierende Wirkung – so auch bei allen Augenproblemen.

Wenn ein Kind geboren wird, sind die Augen zwar in ihrer Funktion schon vorhanden, allerdings noch nicht voll entwickelt. Weil ein großer Teil der Bildverarbeitung im Sehzentrum des Gehirns stattfindet, will das Sehen erst gelernt werden. Denn die eigentliche Wahrnehmung geschieht über die Interpretation der von den Augen aufgefangenen Bilder im Gehirn. Dies ist ein sehr komplexer Vorgang, auf den ich genauer eingehen möchte.

Augen und Gehirn sind zum Zeitpunkt der Geburt noch nicht voll entwickelt, und somit ist auch das Sehvermögen noch nicht komplett ausgereift. Erst wenn dieser Prozess abgeschlossen ist (etwa zu Beginn der Pubertät) und im Gehirn zahlreiche visuelle Erfahrungen gesammelt wurden, ist die volle Sehkraft möglich. Durch weitere Erfahrungen wächst im Laufe des Lebens das Potenzial zum Sehen noch weiter. Der visuelle Erfahrungsschatz vergrößert sich kontinuierlich. Durch einseitige Beanspruchung der Augen, schlechte

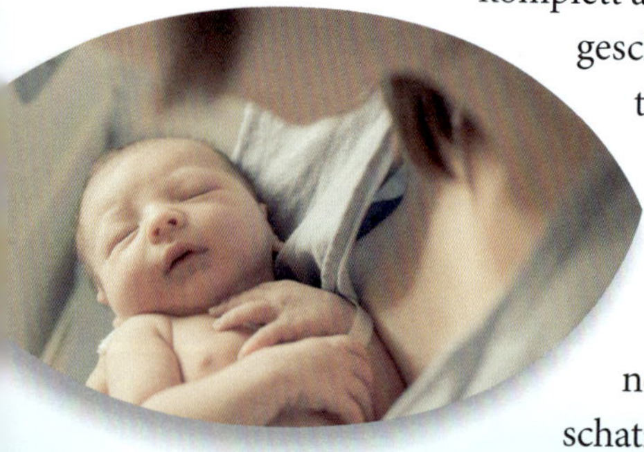

Ernährung und psychischen oder physischen Stress wird das Sehpotenzial allerdings häufig nicht voll genutzt. Durch das Training der Funktionen von Augen und Gehirn kann dieses ungenutzte Potenzial wieder abgerufen werden. So können sogar andere Nervenfasern die Aufgaben von geschädigten Nervenfasern übernehmen. Hierin liegt eine große Chance für alle Menschen, die an Augenerkrankungen mit Gesichtsfeldausfällen oder geschädigten Sinneszellen oder Sehnerven leiden. Aber ich möchte nicht zu weit vorgreifen.

Die Entwicklung der Augen beginnt bereits im Mutterleib. Schon sehr früh, in der dritten Schwangerschaftswoche, beginnen die Augen, sich zu bilden. Zunächst formt sich die Augenlinse aus dem Ektoderm heraus. Ein Linsenbläschen schnürt sich ab, das sich rasch zur Augenlinse weiterentwickelt. Mit 14 Wochen sind die Augen bereits ausgebildet, der Embryo hält sie aber noch bis zum 6. Monat geschlossen. Danach kann er die Augen im Mutterleib öffnen. Falls das Ungeborene zu diesem Zeitpunkt mit seinen Augen schon etwas wahrnehmen kann (was nicht genau geklärt ist), ist dies nur sehr undeutlich. Denn sogar bei der Geburt hat das Baby nur eine Sehleistung von ca. 10 %, kann noch keine Farben unterscheiden und erkennt nur grobe Umrisse bzw. Konturen. Auch steht das Bild zunächst noch auf dem Kopf und ist seitenverkehrt. Das Kind muss erst lernen, sich zu orientieren, wo oben und wo unten ist und welche Seite zu welchem Seheindruck gehört. Dann kann das Gehirn die Seheindrücke sortieren, und das Bild wird nach ein paar Tagen umgedreht.

Alle Gefühle und Gedanken, die die Mutter während der Schwangerschaft und auch noch in den ersten Wochen nach der Geburt beschäftigen, übertragen sich direkt auf das Baby. Auch die unmittelbare Umgebung wirkt sich auf den heranwachsenden Menschen aus. Personen im Umfeld der Eltern, deren Verhalten, Gedanken und Emotionen werden durch die Mutter erlebt und lösen in ihr Reaktionen aus – auch wenn dies unbewusst vor sich geht. All dies wird auf das Baby übertragen und wirkt sich prägend aus und beeinflusst später das Leben dieser Person. Das bedeutet nicht, dass die Verantwortung für das eigene Sehvermögen – oder auch Nicht-Sehvermögen – bei der Mutter zu suchen ist. Es ist aber alles mit allem verbunden, und alle Geschehnisse in der Schwangerschaft wirken sich auf das Ungeborene aus und steuern dieses im späteren Leben unbewusst. Die Seele des Babys begleitet die Mutter schon vor der Schwangerschaft und geht etwa in der Mitte der Schwangerschaft in den kleinen Körper über. Dies ist der Zeitpunkt, zu dem die ersten Bewegungen des Kindes zu spüren sind. Die Eltern, das Umfeld, die Lebensumstände und vorhandene Glaubenssysteme haben die Seele angezogen, weil sie genau die Erfahrungen dieser Umgebung benötigt. Dazu gehören eben auch genau die Gefühle, die die Mutter in dieser Zeit erlebt.

Ich möchte hier ein persönliches Beispiel geben, um das Ganze etwas bildlicher zu erklären. Ich selbst bin Mutter einer ganz wunderbaren Tochter. Die Schwangerschaft war für mich gefühlsmäßig sehr gemischt. Ich freute mich schon sehr früh auf mein Kind und war euphorisch darüber, schwanger zu sein. Jedoch war auch schon von Anfang an klar, dass ich das Kind allein erziehen werde. So durchlebte ich in der Schwangerschaft ein Wechselbad der Gefühle, das ich zwar gern vermieden hätte, das ich aber nicht steuern konnte. Einerseits war da die Freude auf das Kind, andererseits die Angst, ohne Partner und ohne die Unterstützung von Eltern ein Kind großzuziehen, und die

Traurigkeit, dem Kind keine »komplette« Familie geben zu können. Sorgen bereitete mir auch die Ungewissheit, wie es nach der Elternzeit beruflich weitergehen solle. Die Bedeutung der Bezugsperson der Mutter in den ersten drei Lebensjahren war mir sehr klar, aber ich wusste auch, dass ich nicht einfach drei Jahre zu Hause verbringen konnte.

Ich wollte, dass meine Tochter ihren Vater erlebt. Denn Kinder benötigen auch die Anwesenheit der männlichen Energie, insbesondere der Energie des Erzeugers, für eine gesunde Entwicklung der Persönlichkeit – und für eine gesunde Entwicklung der Sehkraft. Die Abwesenheit des Vaters in der Kindheit – ja, schon in der Schwangerschaft – prägt ein Kind stark und verursacht eine innere Zerrissenheit, die sich auch auf die Augen auswirkt.

So machte ich mir in dieser Zeit Sorgen über die Auswirkungen, ohne zu berücksichtigen, dass dies von meiner Tochter genau so gewählt worden war und für ihre Entwicklung benötigt wurde. Unmittelbar hat meine Tochter alles miterlebt und mitgefühlt, was ich durchlebte, den ganzen Trennungsschmerz. So ist es auch nicht verwunderlich, dass sie auf ihrem linken, dem mütterlichen Auge etwas schlechter sah als auf dem rechten - bevor ich begann, mit ihr zu arbeiten.

Ich schreibe dies nicht, um zu jammern – ganz im Gegenteil! Ich möchte ein Beispiel geben und Mut machen, dass Kinder sich durchaus ganz bewusst dafür entscheiden, in eine Familie zu inkarnieren, die vielleicht keine »perfekten« Lebensumstände bietet. Es waren Erfahrungen, die ich zu durchleben gewählt hatte, und auch meine Tochter hatte sich für sie entschieden. Sonst wäre sie erst gar nicht zu mir gekommen.

Die Seele, die inkarnieren möchte, geht in Resonanz mit den Themen, die in einer Familie oder bei Eltern herrschen. Sie braucht gerade diese Erfahrung für die persönliche Weiterentwicklung. So sind alle Lebensthemen, die sich später an den Augen zeigen, schon im Plan der Kinderseele vorhanden. Das Kind wird von denjenigen Eltern angezogen, zu denen es am besten passt, um etwas Bestimmtes erleben oder auch aufarbeiten zu dürfen.

Dennoch suchen viele Menschen trotz all ihrem spirituellen Wissen immer wieder bei anderen die Ursache für ihre Situation. Nur wenige übernehmen die Verantwortung und sagen: »Jawohl, das habe ich schon vorher in mir getragen. Meine Eltern haben mir mit meiner Geburt das größte Geschenk gemacht, das man einem Menschen geben kann: mich zu entwickeln!« Durch die Resonanz mit den Eltern darf man die eigenen Grenzen und Blockaden erlösen. Doch viel einfacher ist es, die Schuld für das eigene Leid bei den Eltern zu suchen. So kommt man jedoch nicht aus dem eigenen Hamsterrad heraus!

Jede Seele, die inkarnieren möchte, bringt ihre Geschichte aus früheren Inkarnationen mit. Themen, Ansichten und Glaubensmuster, die oft völlig konträr zu denen der Familie stehen, wodurch aber alle Beteiligten immer nur lernen und wachsen können – auch wenn dies nicht immer harmonisch abläuft. Diese Themen wirken sich im Leben auf die Augen aus und zeigen, dass es eine Veränderung braucht, um wieder klar sehen zu können - um die Dinge wahrhaftig erkennen zu können. Denn eine »Fehl-Sichtigkeit« ist, wie der Name schon sagt, eine falsche Sichtweise. Die Wahrheit liegt ja bekanntlich im Auge des Betrachters!

Kommen wir zurück zur Entwicklung der Augen. Beim Neugeborenen ist der Augapfel erst etwa ein Drittel so groß wie bei einem Erwachsenen und stärker abgeflacht. Deshalb werden auch alle Kinder mit einer Weitsichtigkeit von ca. 3-5 Dioptrien geboren. Diese ist völlig normal und braucht nicht korrigiert zu werden. Das Auge wächst von anfänglichen 16,4 mm bei Mädchen bzw. 16,8 mm bei Jungen bis zur Pubertät auf die Länge von ca. 24 mm. In den ersten 2 Lebensjahren wächst das Auge besonders schnell, wodurch auch die Weitsichtigkeit schnell abnimmt. Dieses Wachstum verlangsamt sich mit etwa 7 Jahren und kommt schließlich mit der Pubertät zum Stillstand. Das Auge ist dann – wenn keine Besonderheiten vorliegen - normalsichtig. Gibt man dem Kind zu früh eine zu starke Brille, wird die Entwicklung des Auges gehemmt. Oftmals bleiben diese Kinder weitsichtig und benötigen die Brille bis ins Erwachsenenalter. Allerdings möchte ich mich davon distanzieren, Kindern generell keine Brille zu geben. Es kann durchaus sehr sinnvoll sein, dass ein Kind eine Brille trägt, denn gerade im Kleinkindalter entwickelt sich die Macula (Stelle des schärfsten Sehens), und wenn das Kind nie ein scharfes Bild auf die Netzhaut bekommt, kann sich diese Stelle gar nicht ausbilden. Mit diesem Thema sollte sehr sensibel umgegangen werden.

Wie bereits erwähnt, hat ein Baby, wenn es auf die Welt kommt, eine sehr geringe Sehleistung. Es kann seine Umgebung nur in groben Schemen erkennen, das Sehen muss sich erst noch entwickeln. Das Neugeborene fixiert zu Beginn nur mit einem Auge und kann zwischen beiden Augen hin- und herwechseln und sogar mit allen Bereichen der Netzhaut fixieren, da die Netzhautgrube noch nicht ausgebildet ist. Das Auge, das gerade nicht zum Sehen benötigt wird, weicht dabei von der Sehrichtung ab.

Erst zum Ende des zweiten Monats beginnt das Kind, mit beiden Augen gleichzeitig zu sehen. Etwa zur gleichen Zeit beginnt die Welt für das Baby, farbig zu werden. Die Zapfen der Netzhaut – die ein Farbensehen ermöglichen – sind dann entwickelt.

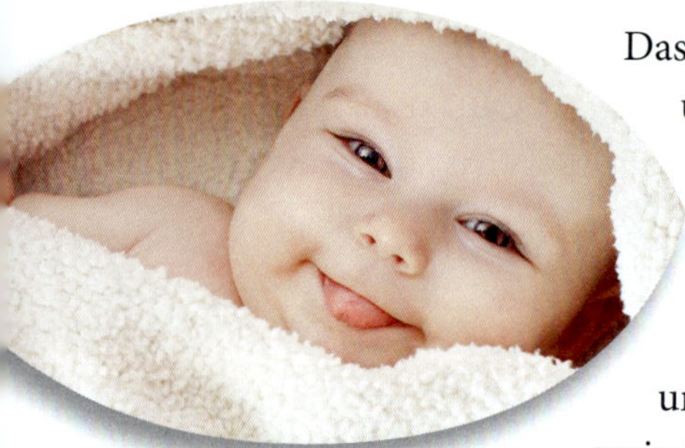

Das Baby wird in eine neue Welt geboren und muss alles erst einmal (wieder) lernen. So, wie das Kind nicht gleich sprechen oder laufen kann, muss auch das Sehen gelernt werden. Durch Reize in Form von Bildern und unterschiedlichen Farben werden zwischen den einzelnen Nervenfasern Verbindungen gebildet. Diese Verschaltungen ermöglichen das Sehen. Im Laufe der Zeit entwickelt sich mit den gesammelten Erfahrungen die volle Sehleistung.

Bei der Geburt ist die Augenlinse des Babys auf ca. 17–20 cm eingestellt. Das bedeutet, dass Neugeborene NUR in dieser Entfernung scharf sehen können. Befindet sich ein Gegenstand weiter weg oder näher am Auge, ist er für das Baby unscharf. Das Kind muss erst lernen, sich auf unterschiedliche Entfernungen einzustellen. Dieser Vorgang wird über die Augenlinse im Inneren des Auges gesteuert, man nennt ihn Akkommodation. Daher ist es besonders wichtig, dass Babys anfangs viel getragen werden und in einem engen und geschützten Rahmen aufwachsen dürfen. Denn sie nehmen die restliche Umgebung kaum wahr und können sich noch nicht auf unterschiedliche Distanzen einstellen. Ein Baby empfindet sehr viel Stress, wenn es sich in einem großen Raum befindet und die Mutter nicht in der Nähe ist. Erst in der Krabbelphase lernt das Kind, die Augenlinse auf unterschiedliche Entfernungen einzustellen.

Für eine gesunde Entwicklung des Sehvermögens ist es sehr wichtig, dass das Kind die Welt mit allen Sinnen erleben darf. Alle Erlebnisse und Erfahrungen, die es sieht, werden im Gehirn abgespeichert, und der erwachsene Mensch schöpft aus diesen kindlichen Erfahrungen. Je mehr Sinne das Sehen begleiten, desto wertvoller ist dieser Erfahrungsschatz für den Menschen. Anfangs werden Körperbewegungen sowie Augenbewegungen über Reflexe gesteuert. Die Augen können dann noch nicht unabhängig vom Kopf bewegt werden. Diese Reflexe sind schon im Mutterleib vorhanden. Erst allmählich lernt das Kind, den Körper und die Augen kontrolliert zu steuern. Dann wird der Reflex unterdrückt - er hat seinen Sinn erfüllt und wird nicht mehr gebraucht. Sind diese Reflexe im Babyalter nicht genügend stimuliert worden, werden sie jedoch nicht komplett zurückgebildet. Dies wirkt sich negativ auf das Sehvermögen des Kindes aus - und wenn die Reflexe noch im Erwachsenenalter vorhanden sind, auch dann noch. Durch gezielte Übungen können sich die Reflexe zurückentwickeln. Bevor ich Ihnen eine dieser Übungen mit auf den Weg gebe, möchte ich einen kleinen Exkurs zu der Verträglichkeit von Gleitsichtgläsern machen. Denn es gibt Zusammenhänge zwischen den kindlichen Reflexen und der Verträglichkeit von Gleitsichtgläsern.

Es gibt Personen, die mit Gleitsichtgläsern gut zurechtkommen, aber genauso viele Personen gewöhnen sich auch niemals so recht daran.

Die Qualität der Gleitsichtgläser

Ob man ein Gleitsichtglas verträgt oder nicht, liegt nicht nur an den kindlichen Reflexen, dies hängt von sehr vielen Faktoren ab. Nur, wenn alle anderen ausgeschlossen werden können, kann man die Ursache für Schwierigkeiten mit der Gleitsichtbrille beim menschlichen Sehverhalten suchen, das durch die frühkindlichen Reflexe geprägt ist. Es gibt sehr große Unterschiede in der Qualität der Gleitsichtgläser. Grundsätzlich kann man sagen: Je günstiger ein Gleitsichtglas ist, desto schmaler sind die Bereiche, die der Brillenträger nutzen kann.

Aufbau des Gleitsichtglases

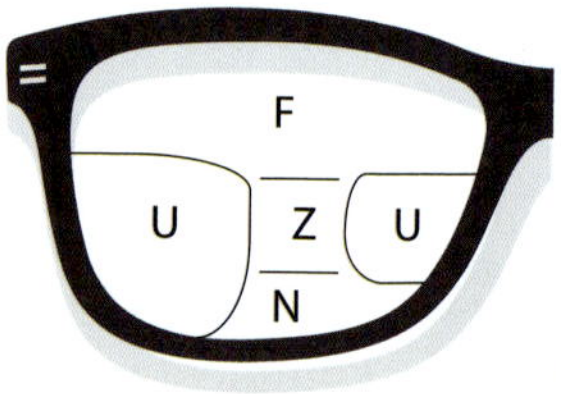

F: Bereich für das Sehen in die Ferne
Z: Zwischenbereich, auch Progressionskanal genannt (Bereich für die Monitorarbeit)
N: Nahbereich für das Lesen
U: technisch bedingte Unschärfen, hier ist kein scharfes Sehen möglich

Im oberen Bereich des Gleitsichtglases (F) ist der Glaswert eingeschliffen, den der Brillenträger für eine klare Sicht in der Ferne benötigt. Im mittleren Bereich des Glases gibt es einen Kanal (Z), in dem die Werte des Glases zunehmend positiv werden. Das bedeutet nicht, dass das Brillenglas hier stärker wird, denn bei einem Gleitsichtglas für eine Person mit Kurzsichtigkeit nimmt der Minuswert in diesem Bereich ab – nähert sich also dem positiven Bereich.

Dieser Kanal ist für alle Zwischenentfernungen gedacht, z. B. für den Bildschirm. Rechts und links neben diesem Kanal ist es aus technischen Gründen nicht möglich, einen für den Brillenträger nutzbaren Glaswert einzuschleifen. Deswegen sieht er in diesen Bereichen unscharf. Unterhalb des sogenannten Progressionskanals (Zwischenbereich) ist der Glaswert eingebaut, den der Träger zum Lesen benötigt. Auch hier reicht der Wert nicht bis zum Rand, es entstehen ebenfalls technisch bedingte Unschärfen. In der Einteilung dieser Bereiche unterscheiden sich die Gleitsichtgläser voneinander. Je günstiger ein Gleitsichtglas ist, desto schmaler sind die Zonen des Progressionskanals sowie des Lesebereiches, und umso größer und hinderlicher sind die Unschärfen, die in den seitlichen Bereichen des Gleitsichtglases liegen.

Wenn jemand nun Schwierigkeiten mit einem Gleitsichtglas hat, kann es zum einen sein, dass es sich um ein günstiges Gleitsichtglas handelt, das sehr hohe Abbildungsfehler aufweist.
Natürlich müssen sowohl die Brillenwerte richtig ausgemessen als auch die Brille korrekt eingeschliffen und angepasst worden sein. Hier liegen weitere mögliche Ursachen für eine Unverträglichkeit der Gläser.

Aber es gibt auch Personen, die mit dem besten Gleitsichtglas nicht zurechtkommen und sich trotz permanenten Tragens der Brille nicht daran gewöhnen. Dies kann daran liegen, dass die kindlichen Reflexe nicht mehr vorhanden sind! Das ist für die menschliche Entwicklung zwar sehr positiv, allerdings sehr hinderlich bei der Gewöhnung an eine Gleitsichtbrille, weil der Blick beim Betrachten eines seitlich liegenden Objekts in den unscharfen Bereich des Glases wandert.

Es ist nicht verwunderlich, dass sich viele Personen, die ihr Leben lang keine Brille getragen haben und deren kindliche Reflexe sich zurückgebildet haben, schlecht an eine solche Brille gewöhnen. Sie werden zu einem Sehverhalten gezwungen, das dem seit etwa 50 Jahren gewohnten widerspricht. Und bei diesem handelt es sich um ein gesundes Sehverhalten. Personen, die bereits im Kindesalter eine Brille bekommen und diese auch bis ins Erwachsenenalter immer tragen, gewöhnen sich in der Regel viel besser an Gleitsichtgläser. Nicht nur, weil sie das Tragen einer Brille schon gewöhnt sind. Vielmehr sind gerade bei diesen Personen die kindlichen Reflexe in der Regel noch vorhanden und sie weisen daher ein ganz anderes Sehverhalten auf als eine Person, die erst mit Mitte vierzig oder fünfzig eine Brille bekommt.

Zusammenhang zwischen der Verträglichkeit von Gleitsichtgläsern und den frühkindlichen Reflexen

Als ich noch als Augenoptikermeisterin in einem Optikerladen arbeitete, brachte ein renommierter Glashersteller Gleitsichtgläser auf den Markt, bei denen der sogenannten Headmover/Eyemover-Quotient gemessen wurde, um diesen dann bei der Herstellung der Gleitsichtgläser zu berücksichtigen. Es wurde geschaut, ob die Person eher den Kopf bewegt oder die Augen, wenn sie ein Objekt ansieht. Tatsächlich ist es so, dass viele Personen kaum Augenbewegungen durchführen. Wenn sie ein seitliches Objekt betrachten möchten, drehen sie ihren Kopf in dessen Richtung. Der »Headmover-Typ« kommt in der Regel sehr gut mit den kleinen Zonen eines Gleitsichtglases zurecht, da er nur kleine Augenbewegungen macht.

Über solch ein Sehverhalten kann sich jeder Optiker nur freuen. Allerdings steckt hinter dieser Art, die Umgebung wahrzunehmen, dass einer oder mehrere der frühkindlichen Reflexe noch vorhanden sind. Wenn ein Baby gerade zur Welt gekommen ist, führen die Augen die Körperbewegung an. Erst über den sogenannten Landaureflex, der sich etwa im 4. Monat zeigt, lernt das Kind, die Augen unabhängig vom Kopf zu bewegen. Den Landaureflex benötigt das Baby, um den Nacken und den Kopf in Bauchlage aufrecht halten zu können. Ist der Landaureflex nicht völlig zurückgebildet, fällt es der Person schwer, den Kopf ruhig zu halten und einem Gegenstand dabei nur mit den Augen zu folgen.

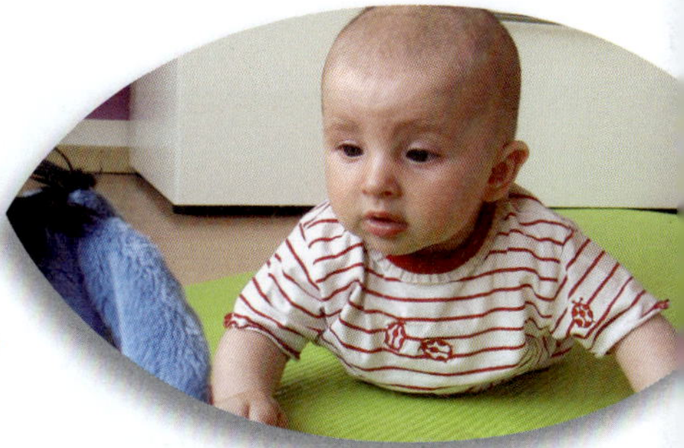

4 Monate altes Baby: Über den Landaureflex lernt das Kind, den Nacken in Bauchlage zu heben. Gleichzeitig lernt es, die Augen unabhängig vom Kopf zu bewegen.

Es gibt eine weitere Gruppe von Personen, die trotz noch vorhandenen Landaureflexes nicht mit einem Gleitsichtglas zurechtkommen. Diese haben Schwierigkeiten, bei der Blickrichtung nach unten nur die Augen zu bewegen und den Kopf dabei nicht zu senken. Als ich noch als angestellte Augenoptikerin tätig war, konnte ich dies überhaupt nicht verstehen. Erst als ich mich näher mit dem Thema der frühkindlichen Reflexe auseinandergesetzt hatte, erkannte ich die Zusammenhänge. Wenn jemand nicht in der Lage ist, nur mit den Augen nach unten zu sehen, ohne dabei den Kopf mitzunehmen, kann er den Nahbereich des Gleitsichtglases für das Lesen nicht nutzen. Er kommt bestenfalls in die Zwischenzone des Gleitsichtglases, wo der eingearbeitete Wert allerdings zu schwach ist, um damit scharf zu lesen. Ein Gleitsichtglas mit einem kürzeren Progressionskanal wäre für diese Person besser geeignet.

Sie können bei sich selbst testen, ob bei Ihnen der Landaureflex noch aktiv ist. Am besten führen Sie diesen Test mit einem Partner durch, denn dann kann Ihr Gegenüber beobachten, ob Sie den Kopf bewegen oder ob Sie in der Lage sind, in alle Blickrichtungen zu sehen, ohne dabei Ihren Kopf zu bewegen.

TEST ZUM LANDAUREFLEX

Sie können den Test im Liegen, im Sitzen oder im Stehen durchführen. Am einfachsten ist es im Liegen, da hier der Gleichgewichtssinn ausgeschaltet wird. Sie können den Test auch in allen Positionen durchführen, um zu prüfen, ob er unterschiedlich ausfällt (dies ist sehr häufig der Fall).

Ihr Partner nimmt nun entweder einen Stift oder einen Finger als Fixierobjekt. Er führt das zu fixierende Objekt in einem Abstand von etwa 50–70 cm vor Ihre Gesichtsmitte. Sie betrachten das Objekt mit beiden Augen. Ihr Partner führt nun den Stift erst über die Waagerechte nach rechts außen, wandert zur Mitte zurück und dann nach links außen, schließlich wieder zur Mitte zurück. Sie verfolgen den Stift mit Ihren Augen, ohne dabei den Kopf zu bewegen. Nun bewegt Ihr Partner das Objekt nach oben, und Sie verfolgen das Objekt wieder mit den Augen. Dann führt er es über die Mitte nach unten und schließlich wieder zur Mitte zurück. Jetzt testet Ihr Partner auf gleiche Weise noch die beiden Diagonalen und zum Schluss einen Kreis.

Gab es Blickrichtungen, die Ihnen schwergefallen sind? Gab es Blickrichtungen, in die Sie Ihren Kopf mitbewegt haben? In die Sie nur mit den Augen sehen konnten?

Jede Blickrichtung hat ihre Bedeutung. An ihr kann man erkennen, dass es in einer bestimmten Lebensphase zu einem inneren Konflikt gekommen ist.

Bedeutungen der Blickrichtungen

Blick geradeaus = Gegenwart
Blick nach rechts = auditives Konstruieren
Blich nach links = auditives Erinnern
Blick nach oben = Zukunft
Blick nach unten = Vergangenheit
Blick nach rechts oben = neue visuelle Vorstellungen
Blick nach links oben = Vergangenheitsbilder
Blick nach rechts unten = Gefühl mit Verstand
Blick nach links unten = innerer Dialog

Die Blickrichtungen können durchaus auch noch andere Bedeutungen haben. Hier muss man sich mit sehr viel Feingefühl vorantasten.

Weitere mögliche Bedeutungen der Blickrichtungen

Blick nach rechts = männliche, väterliche Seite, Aktivität, Beziehung zum Bruder

Blick nach links = weibliche, mütterliche Seite, Passivität, Beziehung zur Schwester

Blick nach oben = Erinnerungen an autoritäre Personen (Lehrer, Erzieher etc.)

Blick nach unten = Verantwortung, eigene Kinder, jüngere Geschwister, unerfüllter Kinderwunsch

Blick nach rechts oben = Kindheitserinnerungen an den Vater/Großvater

Blick nach links oben = Kindheitserinnerungen an die Mutter/Großmutter

Beispiele aus der Praxis:

Ein Mann von 53 Jahren hatte sehr große Schwierigkeiten, nach unten zu sehen. Hintergrund war bei ihm, dass er zu früh für seine 2 Jahre jüngere Schwester Verantwortung übernehmen musste. Er war damit als Kind überfordert gewesen. Dieser Stress steckte noch mit 53 Jahren in seinem System.

Eine Frau von 42 Jahren hatte ebenfalls Probleme, nach unten zu sehen. Bei ihr handelte es sich um einen unerfüllten Kinderwunsch.

Eine weitere Frau, 37 Jahre alt, die Probleme hatte, nach unten zu sehen, hatte einen behinderten Sohn, wodurch sie sich stark belastet und zeitweise überfordert fühlte.

Eine junge Frau von 23 Jahren war nicht in der Lage, nach rechts oben zu blicken. Sie hatte ihren Vater nie erleben dürfen.

Ein Mann von 47 Jahren konnte nur schwer nach rechts oben blicken. Er konnte sich nicht vorstellen, wie er sein Leben anders gestalten könnte.
Eine 73-jährige Frau vermochte kaum nach oben zu sehen. Sie hatte einen sehr autoritären Vater, der sie in der Kindheit geschlagen hatte und vor dem sie mit 73 Jahren noch großen Respekt hatte (er war 99 Jahre alt).

Ich könnte diese Liste noch endlos verlängern, möchte es aber bei diesen Beispielen belassen. Wichtig für Sie zu wissen ist, welche Blickrichtung bei Ihnen Stress verursacht bzw. in welche Richtung Sie nicht besonders gut sehen können. Die Bedeutung hierfür können Sie dann mithilfe meiner Anregungen selbst herausfinden. Hören und fühlen Sie in Ihren Körper – in Ihre Augen hinein. Auch die Übung »Augenmalen«, die ich Ihnen in diesem Buch noch nahebringen werde, kann Ihnen helfen, Ihr persönliches Thema aufzuspüren.

Wenn Sie Schwierigkeiten haben, in eine bestimmte Blickrichtung zu sehen, ohne dabei den Kopf mitzuführen, können Sie dies mit einer ganz einfachen Übung ausgleichen.

KINESIOLOGISCHE KORREKTUR

Setzen Sie sich aufrecht hin, und halten Sie Ihren Kopf gerade. Schauen Sie – so weit, wie es Ihnen möglich ist – in diese Richtung, ohne den Kopf dabei zu bewegen.

Übungsanleitung

- Reiben Sie mit allen Fingerspitzen Ihr Sehzentrum am Hinterkopf (es befindet sich auf Augenhöhe).
- Atmen Sie dabei tief ein und aus.
- Nehmen Sie nach etwa 20–30 Sekunden die Hände wieder vom Hinterkopf, und schauen Sie mit den Augen geradeaus.
- Palmieren Sie im Anschluss.

PALMIEREN

Die Übung Palmieren möchte ich an dieser Stelle noch einmal wiederholen, auch wenn Sie sie schon in meinem ersten Buch finden. Da diese Übung eine der besten Übungen aus dem Augentraining ist – und auch für die verschiedenen Augenkrankheiten besonders wichtig ist –, soll diese Übung auch in diesem Buch nicht fehlen. Das Palmieren geht auf den Urvater des Augentrainings, den amerikanischen Augenarzt Dr. William Bates zurück.

Diese Übung ist sehr effektiv, weil man durch das Übertragen der Körperwärme durch die Hände Verspannungen um das Auge herum und in den Augenmuskeln sehr gut lösen kann. Gleichzeitig kann sich die Netzhaut regenerieren, weil die Sinneszellen der Netzhaut den Sehfarbstoff, der beim Sehprozess verbraucht wird, nur in Phasen absoluter Dunkelheit wieder aufbauen. Sobald Licht auf unsere Netzhaut fällt, löst dies elektrische Prozesse auf der Netzhaut aus, wobei der Sehfarbstoff, das sog. Rhodopsin, verbraucht wird. Während dieses Prozesses sind die Sinneszellen von der Nährstoffzufuhr abgeschnitten. Sie können sich erst erholen, wenn die Netzhaut keine Lichtreize mehr erhält. Da die Schlafenszeiten oft nicht ausreichend lang sind – oder sogar in hellen Räumen geschlafen wird –, können sich die Augen und die Netzhaut nicht vollständig regenerieren.

Übungsanleitung

› Reiben Sie beide Hände so lange gegeneinander, bis sie angenehm warm sind.

› Legen Sie die Hände aufeinander, und bedecken Sie die Augen so damit, dass die Handballen die Oberkiefer berühren. Alles Licht soll abgeschirmt werden. Die Hände bilden dabei Höhlen für die Augen und liegen nicht auf den Augen auf.

› Schließen Sie Ihre Augen, und genießen Sie die Wärme Ihrer Hände. Spüren Sie, wie sich die angespannte Gesichts- und Augenmuskulatur entspannt.

› Stellen Sie sich vor, wie über Ihre Hände heilsame Energie auf Ihre Augen übertragen wird.

› Lassen Sie Ihre Augen noch geschlossen, wenn Sie die Hände wieder vom Gesicht nehmen, und spüren Sie in den Helligkeits- und Temperaturunterschied hinein.

› Öffnen Sie Ihre Augen sanft mit kleinen Blinzelbewegungen.

› Wiederholen Sie diese Übung, sooft es Ihnen möglich ist. Falls nur kurze Zeit dafür vorhanden ist, ist auch dies schon von großer Entspannungswirkung für Ihre Augen.

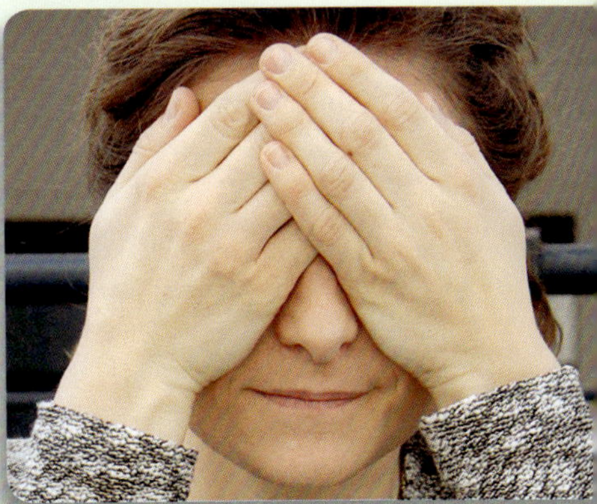

Die Übung ist sowohl im Sitzen als auch im Liegen möglich. Im Liegen zeigen die Ellbogen nach oben. Im Sitzen stützen Sie Ihre Ellbogen am besten bequem auf einem Tisch oder einem Kissen ab. Eine wunderbare Position ist auch, auf einem Yogakissen zu sitzen und die Arme auf den Knien abzustützen. Sollten Sie kein Yogakissen besitzen, ist es auch möglich, die Übung auf einer kleinen Stufe sitzend durchzuführen.

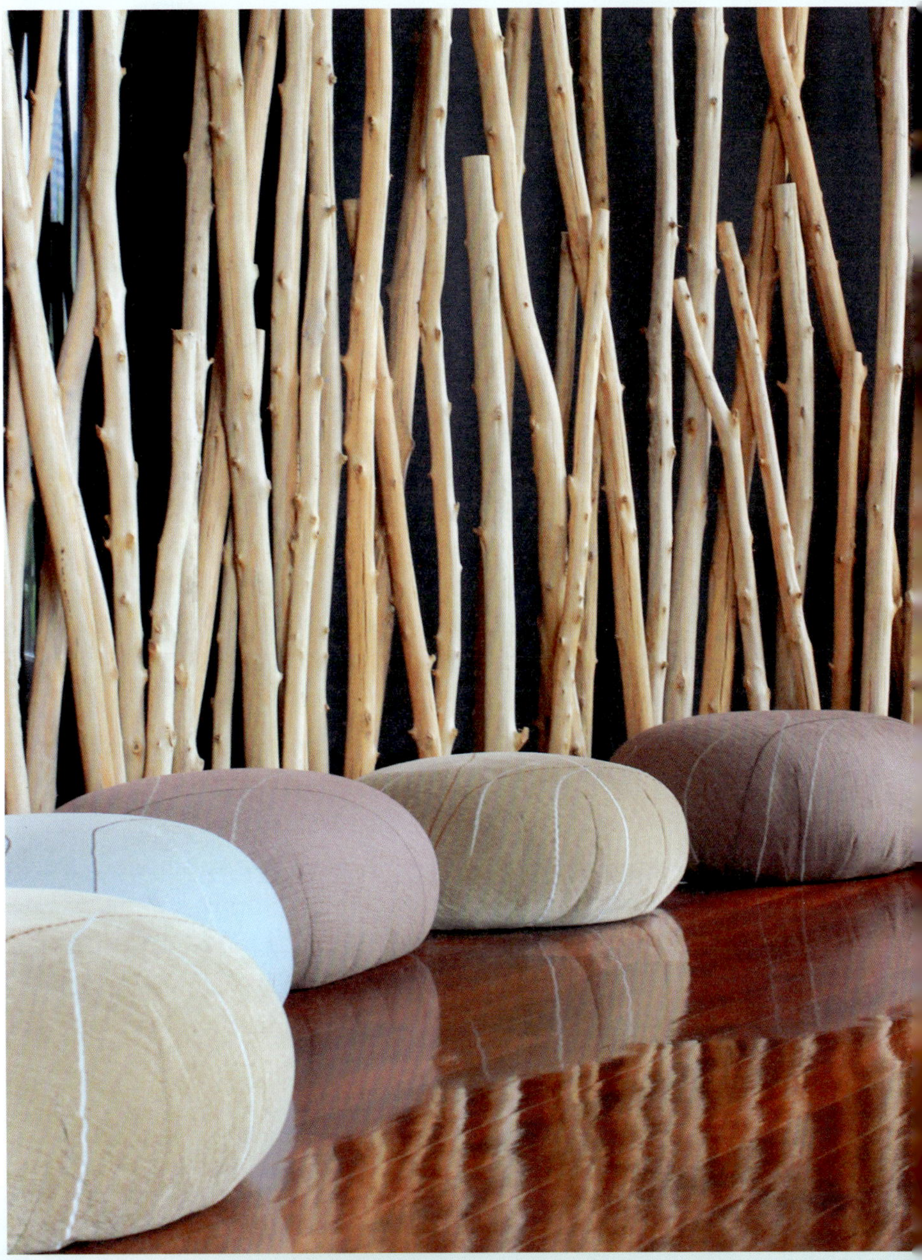

Der graue Star/Katarakt

Als Erstes möchte ich auf den grauen Star eingehen, weil dieser zu den häufigsten Augenerkrankungen zählt. Die physischen Ursachen des grauen Stars liegen in einer Eintrübung der Augenlinse infolge einer Veränderung der Linsenstruktur, die verschiedene Ursachen haben kann.

Häufig spricht man von einem »altersbedingten« Katarakt. Allerdings möchte ich klar und deutlich sagen, dass die Veränderungen am Auge nicht ausschließlich auf das Alter zu schieben sind. Denn es gibt durchaus Personen, deren Augenlinsen sich bis ins hohe Alter nicht eintrüben. Allerdings ernähren sich diese Personen auch ausgewogen und führen ein abwechslungsreiches Leben – und hier sind wir auch schon mitten im Thema. Beim grauen Star spielt zum einen die Ernährung eine sehr wichtige Rolle. Häufig haben Personen mit einem Katarakt ihr Leben lang sehr viel Zucker oder Salz konsumiert. Durch eine erhöhte Zuckerkonzentration im Körper kommt es auch in der Augenlinse zu einer Anreicherung mit Glukose. Dies löst einen osmotischen Vorgang aus, der Wasser in die Augenlinse einlagert und dazu führt, dass sich die Linsenproteine quer vernetzen, verdichten und vergrößern. Die Augenlinse trübt sich zunehmend ein. Aber auch Salz bewirkt auf ähnliche Weise, dass sich die Struktur der Augenlinse verändert und verdichtet, wodurch sie lichtundurchlässiger wird. Auch ein zu hoher Eiweißkonsum hat den gleichen Effekt. So bewirken nicht nur der erhöhte Verzehr von Fleisch, Fisch, Milch und Milchprodukten eine trübe Sicht, auch ein Übertreiben beim Sport und eine häufig damit einhergehende hauptsächlich auf Proteinen basierende Ernährung führen zu einer Veränderung der Augenlinse. Der Wunsch nach körperlicher Schönheit könnte in Zukunft sprichwörtlich »ins Auge gehen«.

Die Linsentrübung kommt also häufig durch stoffwechselbedingte Ablagerungen in der Augenlinse zustande. Jeder von uns weiß, wie wichtig die Ernährung ist. Was veranlasst eine Person, den eigenen Körper zu vergiften? Und dies nicht eine kurze Phase lang, sondern vielmehr in Form einer Fehlernährung über einen sehr langen Zeitraum hinweg.

Entweder kümmert die Person sich einfach nicht um die Gesundheit ihres Körpers oder weiß auch nicht, welche Bedeutung das Essen hierfür hat. Aber es gibt durchaus auch Personen, die sehr wohl wissen, wie man sich gesund ernähren könnte, und sich trotzdem nicht daran halten. Vielleicht wollen sie bei der Ernährung Geld sparen oder sie sind es sich gar nicht wert, Geld für gesunde Lebensmittel auszugeben. Dahinter verbirgt sich ein geringes Selbstwertgefühl. Diese Personen dürfen sich mehr wertschätzen und lernen, wie wichtig unser irdischer Körper dafür ist, sich selbst zu verwirklichen und auszudrücken. Unser Körper ist ein Geschenk, und wir haben die Aufgabe, ihn durch gesunde Ernährung und einen gesunden Lebensstil zu pflegen.

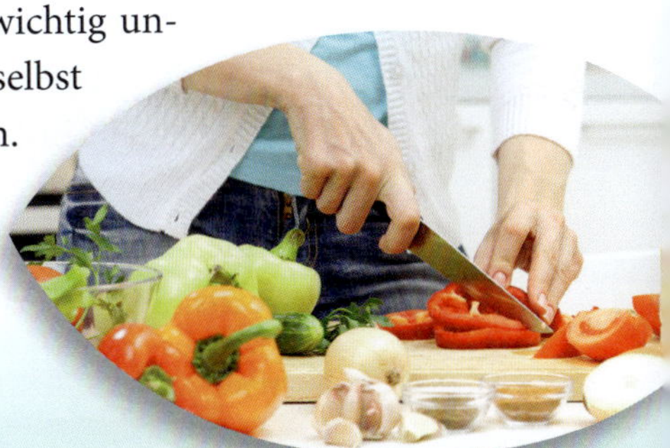

Wenn jemand sich sehr salzhaltig ernährt, hat sich sein Geschmackssinn so verändert, dass er der Meinung ist, es fehle Salz in der Suppe – auch übertragen auf sein Leben: Es fehlt ihm an der Würze! Es geschieht nichts Interessantes, und deshalb wird die Intensität im Essen gesucht. Dann ist es auch nicht verwunderlich, dass diese Person durch den grauen Star die Umgebung zunehmend grauer und farbloser sieht. Der graue Star ist ein Zeichen dafür, dass die Person alles »grau in grau« sieht. Ihr Leben ist trist und langweilig, es fehlt eine Lebensperspektive. Aus diesem Grund bekommen so viele ältere Personen einen grauen Star.

Die Schulmedizin bietet als Hilfe eine Linsenextraktion an. Bei dieser Operation wird die Augenlinse durch eine künstliche Linse ersetzt. Aber es kann vorkommen, dass sich auch die künstliche Linse eintrübt. Der sogenannte Nachstar, der durch eine weitere Operation entfernt werden kann, zeigt, dass die Ursachen durch eine Operation noch lange nicht behoben wurden.

Zeigt man Personen mit einem Katarakt im fortgeschrittenen Stadium durch Gespräche neue Möglichkeiten auf und gibt ihnen Anregungen für eine höhere Lebensqualität auf, können sie dies häufig gar nicht annehmen. Einwände wie »Dafür bin ich schon zu alt«, »Das lohnt sich in meinem Alter nicht mehr« etc. drücken die trübe Sichtweise sehr klar aus. Doch solange eine Person hier auf Erden verweilt, hat sie noch eine Aufgabe. Ich wünsche allen Menschen, die einen Katarakt haben, dass sie dies erkennen und versuchen, schrittweise mehr Lebensfreude und Abwechslung in ihr Leben zu bringen.

MÖGLICHE URSACHEN FÜR DEN GRAUEN STAR

- Stoffwechselstörungen
- Ansammlung toxischer Stoffe im Körper und in der Augenlinse
- schlechte Ernährung
- negatives Denken, negative Grundhaltung zum Leben
- Depression
- depressive Grundhaltung gegenüber bestimmten Lebensbereichen
- Trauer
- Schock in Verbindung mit Trauer oder Kummer, woraus eine trübe Sicht auf das Leben resultiert
- Hadern mit dem Schicksal
- kaum Bewegung
- Folgen von Medikamenten
- zu wenig Liebe und Freude im Leben
- keine Zukunftsaussichten
- Angst vor der Zukunft
- traumatische Erfahrungen
- Infrarotlicht, starke Blaulichteinwirkung, UV-A-Licht

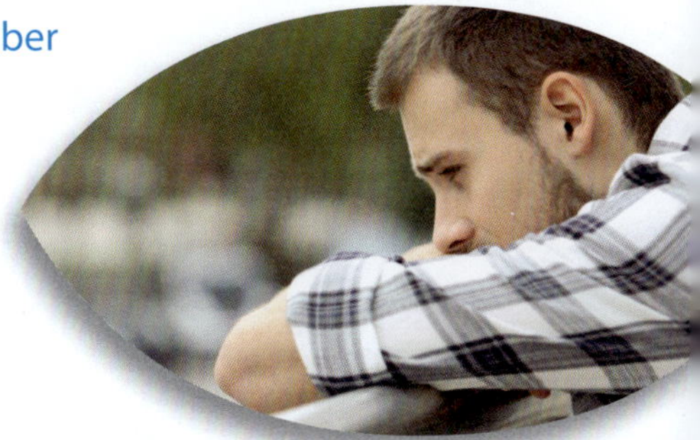

Auch die langfristige Einnahme von bestimmten Medikamenten, wie z. B. Corticosteroide und Psychopharmaka wie Chlorpromazin, begünstigen die Bildung eines grauen Stars. Eine intensive Einwirkung von Infrarotlicht, stark kurzwelligem Blaulicht und UV-A-Licht führt ebenfalls zu Schädigungen der Augenlinsen.

Künstliches Licht

Auf das kurzwellige blaue Licht möchte ich genauer eingehen, da vielen gar nicht bewusst ist, dass sie einen großen Teil ihres Lebens mit sehr starken Einwirkungen von blauem Licht zu tun haben.

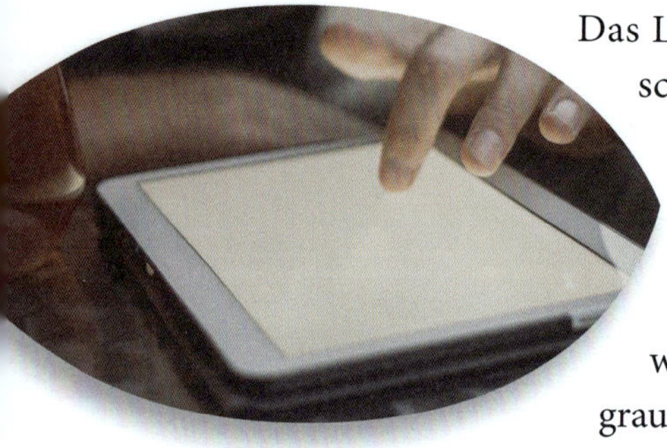

Das Licht künstlicher Lichtquellen unterscheidet sich in der Farbzusammensetzung sehr stark von natürlichem Licht. Es besitzt einen sehr hohen Blaulichtanteil, der sich schädlich auf die Struktur der Augenlinse auswirkt und dadurch die Bildung des grauen Stars fördert. Auch das Licht eines Monitors – auch von Laptops, Tablets, Smartphones etc. – besitzt diesen hohen Blaulichtanteil. Macht man sich bewusst, wie viel Zeit man durchschnittlich in künstlichem Licht verbringt und z. B. vor einem Computer sitzt, wird einem schnell klar, warum es so wichtig ist, zum Ausgleich mehr ins Freie zu gehen. Unsere Augen sind für diese Überbeanspruchung nicht geschaffen, und auch unser Gehirn wird durch den erhöhten Blaulichtanteil gestresst. Für Brillenträger gibt es eine einfache Lösung: spezielle Beschichtungen und Tönungen der Gläser, die wie Entspiegelungsschichten auf den Gläsern aufgebracht werden können. Durch sie wird das blaue Licht herausgefiltert, die Augenlinse wird vor der Strahlung geschützt. Viele können mit solchen Brillengläsern viel entspannter sehen und empfinden die Bildschirmarbeit als angenehmer. Aber auch für Nichtbrillenträger gibt es spezielle Brillen ohne eingearbeitete Stärken, die das kurzwellige blaue Licht filtern und somit die Augen und das Gehirn schonen. Wer beruflich viel Zeit in geschlossenen Räumen verbringt, sollte in seiner Freizeit unbedingt häufiger ins Freie gehen, denn unser gesamter Körper wird durch blaues Licht gestresst. Das Farbspektrum des natürlichen Sonnenlichtes hilft unserem Körper und auch unseren Augen, sich selbst zu regenerieren.

Der angeborene Katarakt

Manchmal wird ein Baby bereits mit einer Linsentrübung geboren. Ein Grund hierfür ist eine schwere Erkrankung der Mutter während der ersten drei Schwangerschaftsmonate. Zu diesen Erkrankungen zählen Röteln, Virusinfektionen, Diabetes oder Toxoplasmose. Sie können dazu führen, dass ein Baby mit grauem Star auf die Welt kommt. An dieser Stelle möchte ich daran erinnern, die »Schuld« nicht bei der Mutter zu suchen. Die Familie gibt der Seele mit der irdischen Inkarnation erst die Möglichkeit, dieses Lebensthema zu bearbeiten, das sie bereits in sich trug. Das Thema und die damit verbundenen Gefühle möchten angesehen und aufgearbeitet werden. Die Ursache für den angeborenen grauen Star sind ungelöste schwere Traumata aus vorangegangenen Inkarnationen, die noch nicht aufgelöst wurden und die Seele daher weiterhin belasten. Auch wenn sich die Seele nach der Geburt nicht mehr an das Ereignis erinnern kann, erhält sie die Chance, das Gefühl neu zu erleben und umzuwandeln. Man sollte einem Kind, das mit grauem Star geboren wird, so schnell wie möglich helfen, damit sich die Augenlinse aufklart. Das ist möglich durch Augenakupunktur, Farblichtpunktur und das Erkennen und die Umwandlung von pränatalen Mustern. Diese Behandlungen sollten immer von Personen, die sich damit gut auskennen, durchgeführt werden und nicht auf Verdacht ausprobiert werden. Es muss schnell ge-

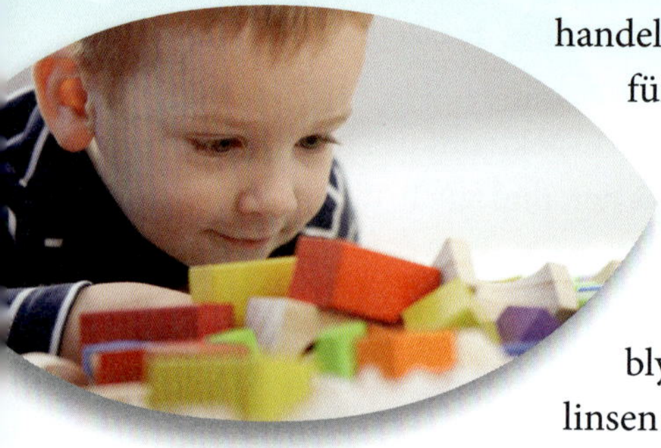

handelt werden, denn die ersten Monate sind für die Entwicklung der Augen zentral. Kommt zu wenig Licht ins Auge, kann sich die Macula nicht richtig entwickeln, und die Sehleistung bleibt reduziert. Es entsteht eine Amblyopie. Ist es nicht möglich, die Augenlinsen aufzuklaren, bietet die Schulmedizin für solche Fälle eine Operation an, bei der die Augenlinse entfernt wird. Dieser Eingriff sollte frühzeitig durchgeführt werden, denn gerade in den ersten Monaten entwickelt sich die Netzhaut des Auges. Bis zu einer Operation jedoch rate ich Eltern, mit ihrem Kind so oft wie möglich die Farbpunktur oder die Augenakupunktur zu nutzen, damit sich die Augenlinsen auf natürliche Weise aufklaren können. Nach einer Entfernung der Augenlinse, die im Kindesalter noch nicht durch eine künstliche Linse ersetzt werden kann, wird das Kind eine extreme Weitsichtigkeit haben, da die Brechkraft der Linse fehlt. Mit Brillen ist dies kaum ausgleichbar. Kontaktlinsen sind möglich, aber bei kleinen Kindern in der Handhabung sehr schwierig. Setzen Sie daher alles daran, dass sich die Linsen regenerieren. Auch traumatisch erlebte Erfahrungen lassen sich z. B. über die Farbpunktur wunderbar in Harmonie bringen. Gerade Kinder reagieren darauf sehr gut.

Zusätzlich empfehle ich, folgende Fußmassage mit ätherischen Ölen anzuwenden.

FUSSMASSAGE

Massieren Sie erst den linken Fuß, dann den rechten Fuß. Massieren Sie mit kreisenden Bewegungen, etwa eine halbe Minute pro Punkt, immer in einer rechtsdrehenden Bewegung.

Übungsanleitung

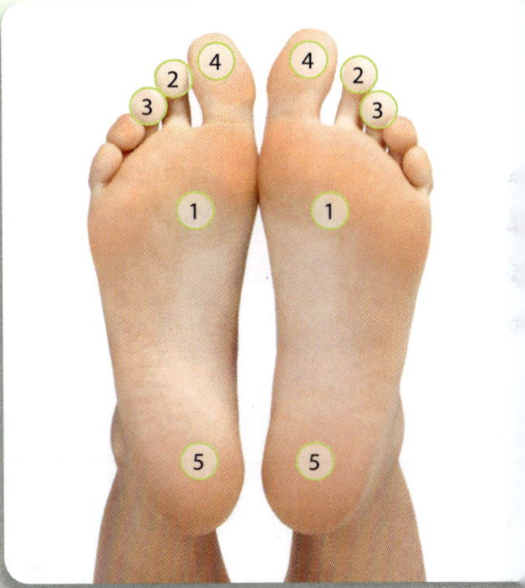

- Verwenden Sie für den 1. Punkt ein hochwertiges Wacholderbeerenöl.
- Benutzen Sie für Punkt 2 und 3 Zypressenöl, das Sie bei Kindern allerdings stark verdünnen müssen.
- Am 4. Punkt tragen Sie Weihrauchöl auf.
- Massieren Sie den 5. Punkt mit ätherischem Orangenöl.

Bei Erwachsenen mit grauem Star wird am 2. und 3. Punkt mit Gewürznelkenöl massiert. Die anderen ätherischen Öle bleiben dieselben. Bei Babys sollten die Öle nur verdünnt aufgetragen und einmassiert werden.

Auch nach einer Operation – bzw. beim Heranwachsen des Kindes – sollte man sich um dieses Thema kümmern. Wenn ein Kind mit einem grauen Star auf die Welt gekommen ist, dann bringt es grundsätzlich eine resignierte Lebenshaltung mit. Die Ursachen hierfür können sehr unterschiedlich sein, kommen aber immer aus einer oder mehreren früheren Inkarnationen. Die Kinesiologie bietet eine Möglichkeit, sie zu erfragen. Wichtig ist, dass man erkennt, warum sich eine Erkrankung gebildet hat. Dann kann man daraus lernen und daran wachsen. Wenn die Zusammenhänge im Leben erkannt und die Wechselwirkungen verstanden werden, kommt man aus der Opferhaltung in das Schöpferbewusstsein und begreift, dass zwischen allem Zusammenhänge bestehen und man dem Schicksal nicht ausgeliefert ist. Daher ist es sinnvoll, die Themen aufzuarbeiten und nicht bloß das Symptom durch eine Operation zu entfernen. Die Grauer-Star-OP ist mittlerweile ein Routineeingriff, aber die Botschaft, die das Auge uns übermitteln wollte, ist danach immer noch nicht angekommen. Es scheint ja alles wieder in Ordnung zu sein.

Die Eltern eines Kindes, das mit einem grauen Star auf die Welt gekommen ist, sind aufgefordert, diesem zu zeigen, wie viel Freude man auf der Erde erfahren kann. Über Spielen, Lachen, kreativen Ausdruck und vor allem durch den Einsatz von Farben können sie es fördern, z. B. Gelb oder Orange, aber auch Grün helfen dem Kind, denn das Ansehen dieser Farben führt dazu, dass es schrittweise mehr Lebensfreude entwickeln kann. Farbiges Licht ist Energie, und mit den Augen können wir diese Energie aufnehmen. Dadurch wird auch etwas in uns verändert. Farbiges Licht führt also über die Außenwelt eine Veränderung auch im Innenleben des Kindes herbei. Auch die Eltern dürfen darüber nachdenken, mehr Farbe und Freude ins eigene Leben zu bringen, denn häufig spielt dieses Thema in der ganzen Familie eine wichtige Rolle. Sehen Sie ein Kind mit einem grauen Star als Lernchance, in Ihrem Leben mehr Freude aufkommen zu lassen. Schon bald wird sich dies auf das komplette Familiensystem auswirken.

Des Weiteren ist es sinnvoll, auf eine gesunde Ernährung des Kindes zu achten. Generell ist bekannt, dass man gerade bei kleinen Kindern auf eine vollwertige Ernährung mit Obst, Gemüse und gehaltvollen Nährstoffen achten sollte, da sie diese für eine gesunde Entwicklung benötigen. Bei Kindern mit angeborenem Star kommt dem ein besonderer Stellenwert zu. Eine weitere Ursache für einen grauen Star bei Kindern ist nämlich eine starke toxische Belastung in einer früheren Inkarnation.

Viele kennen den Begriff Wechselwirkung auch als Karma. Ich möchte diesen Begriff aber nicht verwenden, weil er häufig falsch ausgelegt wird. »Wechselwirkungen« erscheint mir korrekter, denn durch einen grauen Star erhält die Person nun die Möglichkeit, die »andere Seite« kennen- und spüren zu lernen. Es ist die Chance, sich zu entwickeln und einen Ausgleich für ein früheres Fehlverhalten zu schaffen.

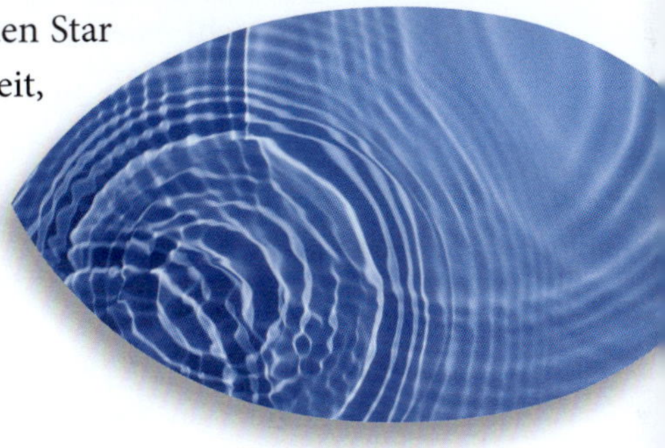

Der traumatische Katarakt

Unfälle und Verletzungen durch stumpfe oder spitze Gegenstände können ebenfalls einen Katarakt auslösen. Ein Schlag auf das Auge kann zu einer Eintrübung der Linse führen und einen grauen Star zur Folge haben. Auch hier spielen seelische Hintergründe eine Rolle. Es ist möglich, dass dieser Person durch den Unfall die Perspektiven im Leben genommen wurden. Sie wird dadurch möglicherweise aufgefordert, ihr komplettes Leben zu ändern – was nicht immer leichtfällt. Solch ein Unfall ist aber niemals Schicksal, dem die Person einfach ausgeliefert ist.

Er zeigt vielmehr, dass sie nicht auf die Weise lebt, die ihr vorbestimmt war bzw. die sie sich vor ihrer Inkarnation selbst gewählt hat. Durch den Unfall wird die Person nun dahin geführt, ihr Leben zu verändern. Oft ist sie aber in ihren Denkweisen so eingefahren, dass ein neuer Weg für sie gar nicht sichtbar ist. So trübt sich die Linse als Ausdruck der eingetrübten Sicht. Diese Person sollte mehr Freude und Abwechslung in ihr Leben bringen und versuchen, den wahren Grund des Unfalls zu ermitteln. Sie braucht neue Perspektiven. Als Hilfe kann auch hier erst einmal über Farben in der Außenwelt eine Veränderung erwirkt werden. Über die farbig gestaltete Umgebung kann sich dann im Inneren der Person eine Veränderung zeigen. Allerdings braucht es auch ein gesundes Maß an Geduld, denn die Folgen des Unfalls müssen erst einmal aufgearbeitet werden. Vielleicht ist es der Person möglich, sich einem kreativen Hobby zu widmen, oder sie hat jetzt Zeit, ein verborgenes Talent auszuleben.

Spüren Sie in einer ruhigen Minute einmal in sich hinein, und versuchen Sie, herauszufinden, was Ihnen Freude im Leben bereiten würde. Und bitte verwerfen Sie die gefundene Idee nicht gleich mit den möglicherweise aufkommenden Gedanken wie »Das kann ich nicht, weil …«, »Das geht nicht, weil …« oder »Was würde dann … von mir denken?«. In solchen Zweifeln zeigt sich eine resignierte, starre Lebenseinstellung. Versuchen Sie ernsthaft, ein Hobby zu finden, das Ihnen Freude bereitet. Und denken Sie daran: Jedes Aber ist nur eine Ausrede. Wenn Sie wirklich von Herzen etwas verändern möchten, wird Ihnen dies auch Schritt für Schritt gelingen.

Sind noch andere Personen an einem Unfall beteiligt, deutet dies häufig darauf hin, dass dieser Unfall ein Ausgleich für ein Ereignis in einem früheren Leben ist. Der Unfall darf – genau wie der angeborene graue Star – als Ausgleich betrachtet werden. Ein genaues Erörtern der Geschehnisse ist oftmals gar nicht wichtig, denn dadurch entstehen nur Schuldgefühle, die den Entwicklungs- und Genesungsprozess eher behindern. Wichtig ist, dass man sich bewusst wird, dass es keine »zufälligen Unfälle« gibt. Auch »Schicksal« gibt es nicht, alles im Leben ist perfekt aufeinander abgestimmt, und das Leben ist niemals »ungerecht« oder »unfair«. Jede Handlung, jedes gesprochene oder geschriebene Wort, jeder Gedanke hat Auswirkungen, die die Person, die sie in die Welt gesetzt hat, auch in ihrer vollen Wirkung erfahren wird. Manchmal kommt der »Ausgleich« erst ein paar Leben später – nur ist dann die Ursache nicht mehr sichtbar. Die Verantwortung für einen Unfall darf man niemals auf sein Gegenüber schieben. Es gibt keine »Opfer«, nur Personen, die in unterschiedlichsten Wechselwirkungen zueinander stehen. Das Leben ist perfekt »geplant«, wir sind lediglich nicht immer in der Lage, hinter die Geschehnisse zu sehen und diese Wechselwirkungen in vollem Umfang zu erfassen.

EMPFEHLUNGEN BEI GRAUEM STAR

› Bringen Sie Farbe in Ihr Leben: Blumen, Tücher, Farblichttherapie, Wandfarbe oder farbige Bilder und Kleidung bringen frische Energie in Ihr Leben.

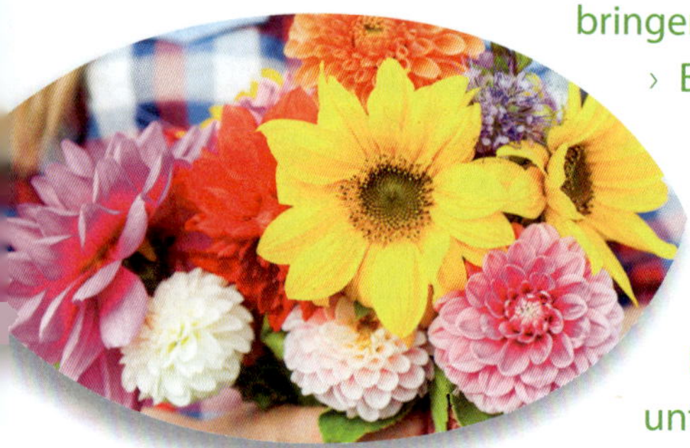

› Befreien Sie sich von negativen Gedanken- und Gefühlsmustern.

› Machen Sie eine Körperentgiftung: Am besten gehen Sie zu einem Heilpraktiker oder einem Ernährungsberater, der Sie dabei unterstützt. Gönnen Sie Ihrer Leber sowie Ihrem Dünndarm eine Reinigung.

› Nehmen Sie folgende Schüßlersalze über einen längeren Zeitraum zu sich: Nr. 1 *Calcium fluoratum* D6 (macht die verhärtete Augenlinse wieder elastischer), Nr. 9 *Natrium phosphoricum* D6 (hilft dem Körper, zu entsäuern und zu entgiften), Nr. 26 *Selen* D6 (hilft ebenfalls, die Giftstoffe aus dem Körper und der Augenlinse abzutransportieren). Nehmen Sie täglich jeweils 7 Tabletten des jeweiligen Salzes ein. Lösen Sie sie entweder in einem Glas heißem Wasser auf oder lassen Sie sie (einzeln!) langsam auf der Zunge zergehen. Nehmen Sie nach 10 Minuten die nächste Tablette ein. Ich empfehle, morgens mit der Nr. 26 zu beginnen, mittags die Nr. 1 und abends die Nr. 9 einzunehmen.

› Achten Sie darauf, dass Ihre Gedanken und Worte positiv sind.

› Stellen Sie Ihre Ernährung um: Nehmen Sie viel Obst und Gemüse zu sich, um Ihren Körper zu entsäuern. Trinken Sie morgens ein Glas heißes Wasser. Meiden Sie Zucker, weißes Mehl und Salz sowie Nikotin, Koffein und Alkohol.

- Massieren Sie abends vor dem Schlafengehen die Hand- und Fußreflexzonen für die Augen mit einigen Tropfen Gewürznelkenöl.*
- Die Aroniabeere hat eine stark entgiftende Wirkung auf den ganzen Körper und insbesondere auf die Augenlinse. Gleichzeitig liefert sie essenzielle Nährstoffe, die wichtig für Ihre Netzhaut sind. Deswegen wird Aroniabeerensaft auch erfolgreich bei Altersweitsicht, Netzhauterkrankungen und Gesichtsfeldausfällen eingesetzt. Trinken Sie 20–40 ml Aroniabeerensaft über den Tag verteilt, und nehmen Sie zusätzlich täglich 2 EL Aroniabeerenpulver zu sich, z. B. im Müsli.

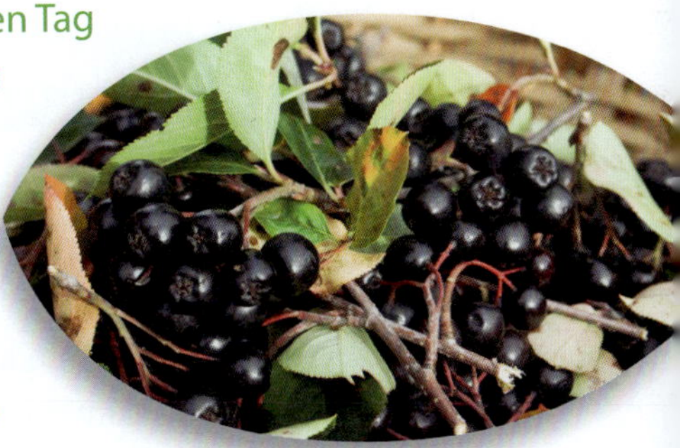

- Suchen Sie sich ein Hobby, das Ihnen Freude bereitet: Beantworten Sie sich selbst die folgenden Fragen: Was wollten Sie schon immer einmal tun? Was würde Ihnen Freude bereiten? Was ist Ihr tiefster Herzenswunsch?
- Sonnen Sie sich vorsichtig (Sonnenübung bzw. Übung Lichtbaden: mit dem Gesicht von der Sonne abgewandt).
- Palmieren Sie häufig (evtl. unterstützt durch eine Farbmeditation oder geführte Fantasiereisen).
- Sorgen Sie für viel Bewegung: Gehen Sie spazieren, fahren Sie Rad, gehen Sie schwimmen etc.
- Augenmassage
- Kopfklopfmassage

---

* Weitere nützliche Tipps für Kräuteranwendungen finden Sie in meinem Buch *Augen lieben Heilkräuter*, Schirner Verlag, 2018.

› Führen Sie die Meridianklopfmassage mit folgendem Satz durch: »Ich befreie mich von negativen Gedanken- und Gefühlsmustern, die meine Sicht eintrüben. Ich öffne mich für die Freude und die Liebe zum Leben.«
› Gehen Sie ins Freie: Achten und wertschätzen Sie die Natur.
› Trainieren Sie Ihr Vorstellungsvermögen.

AUGENMASSAGE

Diese Augenübung ist sehr umfangreich und aktiviert sehr viele Energiepunkte rund um Ihre Augen, die diesen frische Energie bringen. Gleichzeitig können Sie vorhandene Blockaden in den äußeren Augenmuskeln lösen, die Bildung des Tränenfilmes anregen und Verspannungen lösen. Sie stimulieren Ihren visuellen Kortex, der sich am Hinterkopf befindet und in dem die Bildverarbeitung geschieht. Das abschließende Palmieren entspannt Ihre Augen, und Sie können sich von den durch die vorangegangene Übung gelockerten Verspannungen und Blockaden lösen. Wenn Ihnen die Übung zu lang ist, können Sie sich auch Teilaspekte herausgreifen und diese über den Tag verteilt, z. B. immer wieder als kurze Arbeitsunterbrechung, durchführen. Am effektivsten ist die Übung allerdings, wenn Sie sich die Zeit nehmen, sie am Stück zu praktizieren. Sie können sowohl im Sitzen als auch im Stehen üben.

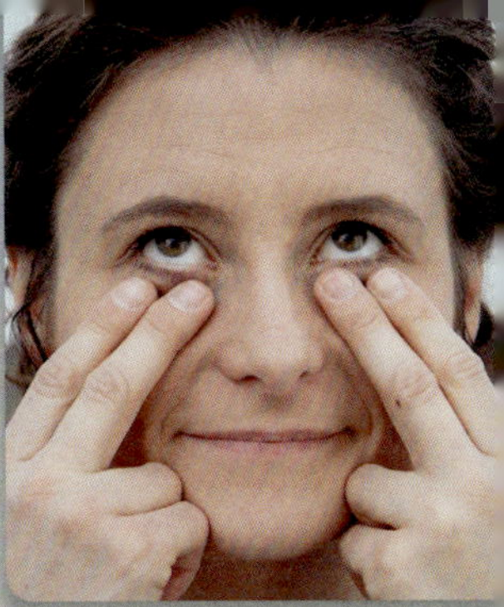

Übungsanleitung

- Richten Sie Ihren Blick nach oben, und streichen Sie neunmal ganz sanft mit Ihren Zeige- und Mittelfingern unter Ihren Augäpfeln von innen nach außen.
  (Wirkung: Dadurch lösen Sie Verspannungen in den beiden äußeren unteren geraden Augenmuskeln.)

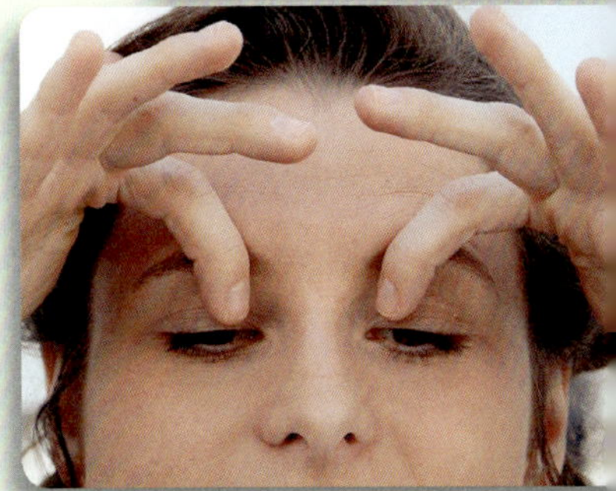

- Richten Sie nun Ihren Blick nach unten, und streichen Sie neunmal sanft oberhalb der Augäpfel die Oberlider entlang von innen nach außen.
  (Wirkung: Dadurch lösen Sie Verspannungen in den beiden äußeren oberen geraden Augenmuskeln.)

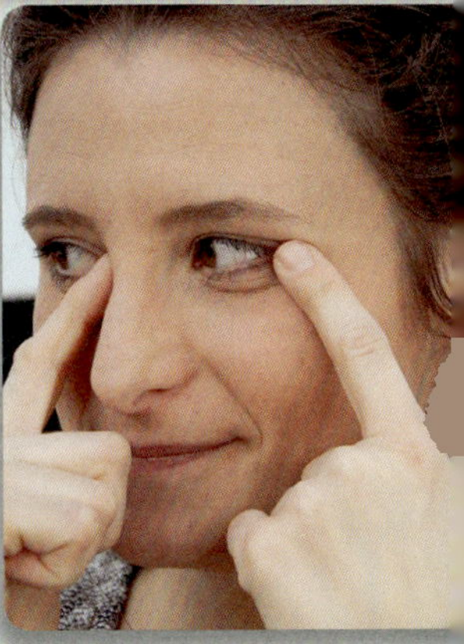

- Richten Sie Ihren Blick nun nach rechts. Dabei kreist Ihr rechter Zeigefinger an der rechten Nasenwurzel, gleichzeitig kreist Ihr linker Zeigefinger am äußeren Augenwinkel des linken Auges.
  (Wirkung: Zum einen werden zwei der äußeren geraden Augenmuskeln von Verspannungen befreit, zum anderen stimulieren Sie zwei sehr wichtige Akupressurpunkte Ihrer Augen.)

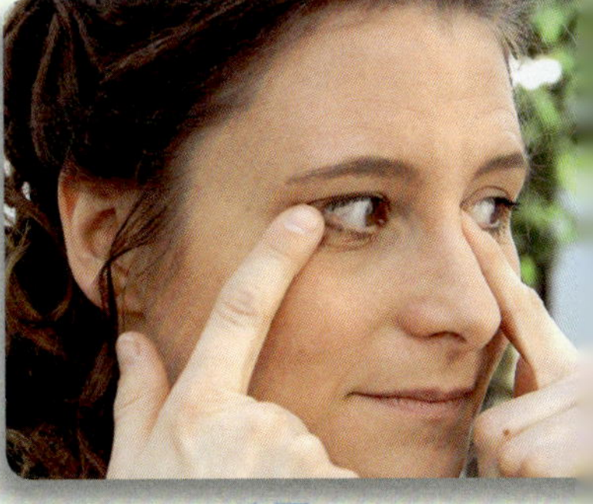

- Richten Sie Ihren Blick nun nach links. Dabei kreist Ihr linker Zeigefinger an der linken Nasenwurzel, gleichzeitig kreist Ihr rechter Zeigefinger am äußeren Augenwinkel des rechten Auges.

(Wirkung: Zum einen werden die anderen beiden äußeren geraden Augenmuskeln von Blockaden befreit, zum anderen stimulieren Sie auch hier wieder zwei sehr wichtige Akupressurpunkte Ihrer Augen.)

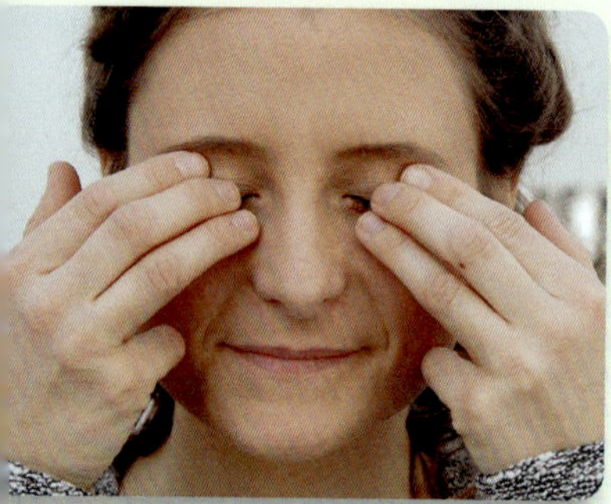

› Schließen Sie nun Ihre Augen. Streichen Sie ganz sanft mit den Zeige-, Mittel- und Ringfingern neunmal von der Nasenwurzel über die geschlossenen Augenlider nach außen.
(Wirkung: Hierbei regen Sie die Meibom'schen Drüsen an, die sich im oberen Augenlid befinden und eine wichtige Rolle für einen guten Aufbau des Tränenfilms spielen. Denn der Tränenfilm besteht aus drei Teilen: einer Mucinschicht, einem wässrigen Teil und einem öligen Film, der verhindert, dass der Tränenfilm zu schnell verdunstet oder abläuft. Der ölige Anteil des Tränenfilms wird in den Meibom'schen Drüsen produziert. Daher eignet sich diese Einzelübung besonders gut bei trockenen Augen. Gleichzeitig wird durch den sanften Druck die Hornhaut geglättet, und die Augen können Anspannungen loslassen und ihre ursprüngliche Kugelform wieder besser annehmen.)

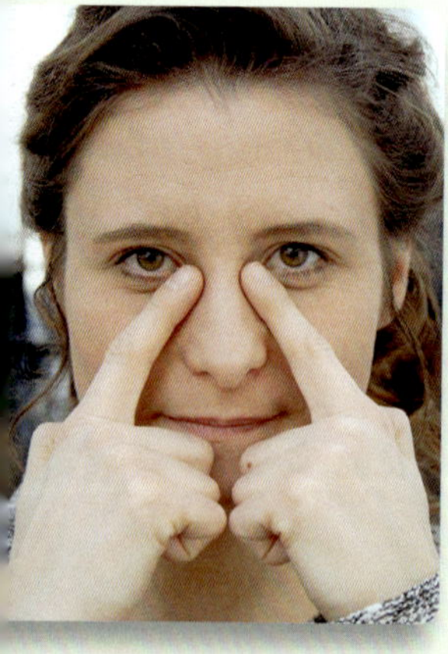

› Öffnen Sie Ihre Augen wieder, und drücken Sie sanft mit Ihren beiden Zeigefingern die Punkte neben Ihrer Nasenwurzel an den beiden inneren Augenwinkeln. Massieren Sie diese Stellen einige Zeit in Kreisbewegungen mit den Fingern.
(Wirkung: Sie stimulieren wichtige Akupressurpunkte Ihrer Augen.)

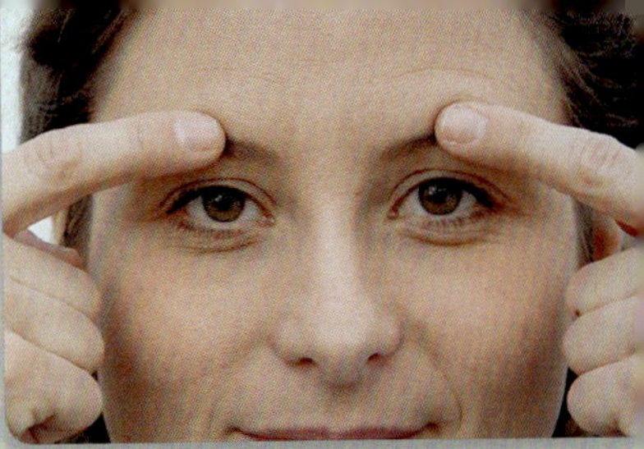

- **Ihre Augen bleiben geöffnet.** Sie gehen jetzt mit den beiden Zeigefingern zu dem Punkt in der Mitte Ihrer Augenbrauen. Dort befindet sich meist eine kleine Vertiefung. Massieren Sie auch diese Stelle für eine Weile mit sanftem Druck.
  (Wirkung: Sie stimulieren an dieser Stelle einen weiteren wichtigen Akupressurpunkt Ihrer Augen.)

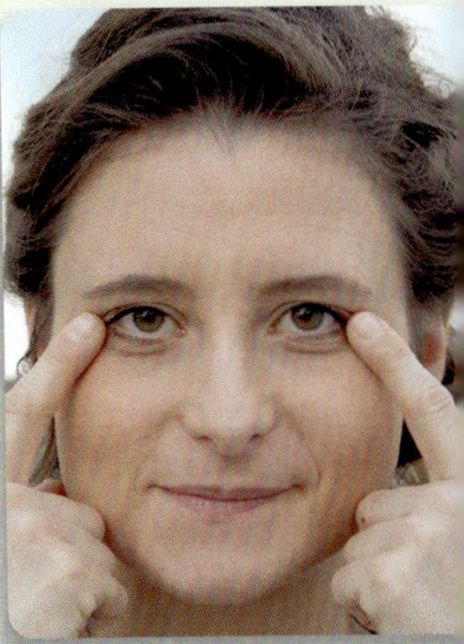

- **Wandern Sie mit Ihren beiden Zeigefingern weiter** zu Ihren beiden äußeren Augenwinkeln, und massieren Sie diese Stelle mit sanftem Druck.
  (Wirkung: Hier liegt ein weiterer Augenakupressurpunkt.)
- Der nächste Punkt befindet sich **unterhalb der Pupillen auf den Knochen** der unteren Augenhöhle. Hier kreisen Sie wie zuvor sanft mit leichtem Druck.
  (Wirkung: Auch hier liegt ein Akupressurpunkt.)

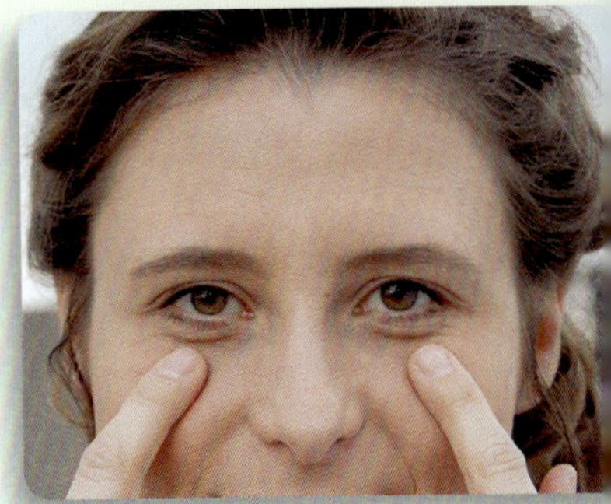

- Nun legen Sie Ihre Daumen auf die Schläfen und streichen sanft mit dem zweiten Glied des Zeigefingers unter den Augen auf dem **unteren Knochen der Augenhöhlen** nach außen.
  (Wirkung: Dadurch lösen Sie Verspannungen in der Augenhöhle sowie in den Gesichtsknochen.)

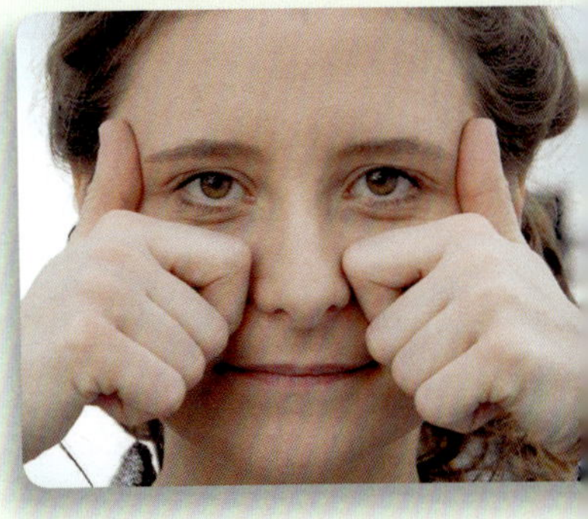

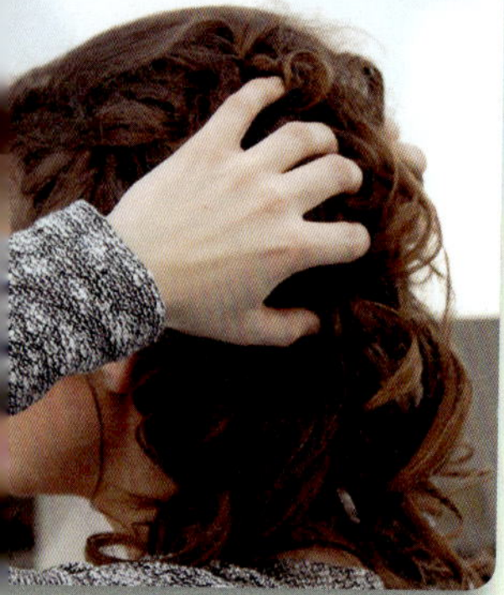

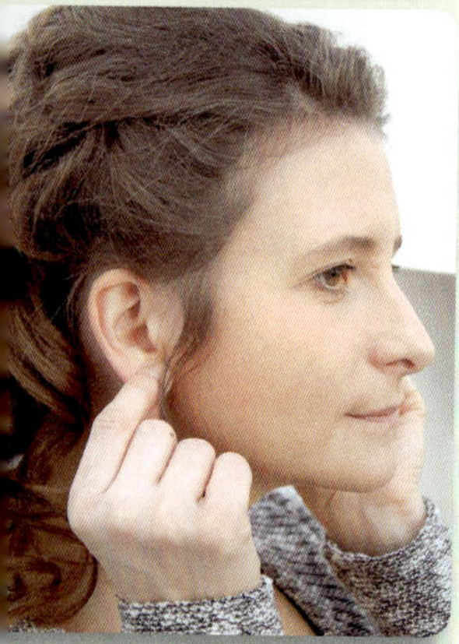

- Reiben Sie jetzt mit allen Fingern an Ihrem Hinterkopf in Höhe der Augen ganz sanft im Kreis. *(Wirkung. Hier befindet sich Ihr Sehzentrum, das Sie auf diese Weise stimulieren.)*
- Ziehen Sie nun sanft beide Ohrläppchen nach unten.
  (Wirkung: Auch hier befinden sich Energiepunkte für Ihre Augen, die Sie hiermit aktivieren.)
- Halten Sie Ihren Kopf gerade, und führen Sie folgende Augenbewegungen durch:
- Schauen Sie nach oben und danach nach unten. Wiederholen Sie diese Augenbewegung drei- bis viermal.
- Blicken Sie nun nach rechts und dann nach links. Wiederholen Sie dies drei- bis viermal.
- Lassen Sie nun Ihre Augen nach rechts oben wandern, und verfolgen Sie eine gedachte Diagonale nach links unten. Wiederholen Sie auch diese Augenbewegung drei- bis viermal.
- Vollziehen Sie diese Bewegung nun auch in der anderen gedachten Diagonalen, und wiederholen Sie dies ebenfalls drei- bis viermal.
- Kreisen Sie mit Ihren Augen drei- bis viermal im Uhrzeigersinn und ebenso oft entgegen dem Uhrzeigersinn.
  (Wirkung: Verspannungen und Blockaden in den äußeren Augenmuskeln können sich lösen. Die Augenmuskeln werden wieder beweglicher und elastischer. Die Mikrobewegungen der Augenmuskeln steigen an. Je feiner und schneller die Mikrobewegungen der Augen durchführbar sind, desto mehr Informationen gelangen beim Betrachten eines Objektes auf die Stelle des schärfsten Sehens und desto klarer und deutlicher ist das Bild, das entsteht.)

› Zum Abschluss palmieren Sie für ein paar Minuten. Sie können sich nun von allen Anspannungen befreien, die sich durch das vorangegangene Üben gelöst haben. Außerdem können sich Ihre Augen, die Stäbchen und Zapfen, in dieser Dunkelheit besonders gut erholen. Gleichzeitig werden über die Wärme der Hände die Augenmuskeln noch einmal gelockert und entspannt.

Eine weitere Augenmassage

› Streichen Sie zuerst die Lymphe neben Ihrem Nasenrücken aus. Wiederholen Sie dies fünfmal.
› Ziehen Sie nun Ihre Nasenflügel sanft nach unten (hier befinden sich Akupressurpunkte für die Augen). Wiederholen Sie dies ebenfalls fünfmal.
› Drücken Sie mit Ihren Fingern die knöchernen Augenhöhlen auseinander: Zeige-, Mittel-, Ring- und kleinen Finger legen Sie an die Unterkanten der oberen Augenhöhlen, den Daumen an die Oberkanten der unteren Augenhöhlen. Führen Sie dies ebenfalls fünfmal durch.
› Massieren Sie einige Sekunden lang Ihre Nasenwurzel an der Augeninnenseite.
› Danach greifen Sie Ihre Augenlider mit den Fingern und massieren diese leicht.
› Massieren Sie nun mit kreisenden Bewegungen entlang Ihren Augenbrauen von innen nach außen.
› Streichen Sie Ihr Gesicht mit beiden Händen sanft aus.
› Stellen Sie sich hin, und strecken Sie beide Arme über Ihren Kopf nach links oben. Flüstern Sie dabei den Laut »Tshiiii«.
› Wiederholen Sie die gesamte Massage ebenfalls fünfmal.

KOPFKLOPFMASSAGE

Durch die Kopfklopfmassage wird die angespannte Muskulatur im Augen- und Gesichtsbereich gelöst und die Durchblutung im gesamten Kopfbereich verbessert. Dieser fühlt sich anschließend belebt und entspannt an. Die Kopfklopfmassage dient auch zur inneren Entspannung und dem Loslassen von äußeren Reizen.

Übungsanleitung

› Setzen Sie sich bequem hin, und entspannen Sie sich.

› Mit den Fingerkuppen beider Hände klopfen Sie jetzt Zentimeter für Zentimeter Ihren kompletten Kopf ab. Beginnen Sie am Hinterkopf, verweilen Sie hier einige Zeit, und wandern Sie dann immer weiter nach oben, bis Sie an den Scheitel gelangen.

› Klopfen Sie dann Ihre Stirn und die Schläfen ab. Klopfen Sie über die Wangen zum Kiefer sowie oberhalb und unterhalb Ihrer Lippen.

› Atmen Sie dabei ruhig und gleichmäßig ein und aus.

› Klopfen Sie nun noch dreimal um die Ohren herum.

› Jetzt streichen Sie mit den beiden Handflächen über Ihr Gesicht und streifen die gelöste Anspannung ab.

› Genießen Sie, wie frisch und belebt Sie sich nun fühlen.

SONNENÜBUNG/LICHTBADEN

Wenn Sie mein erstes Buch gelesen haben, kennen Sie die Sonnenübung bereits. Da sie eine sehr wichtige Übung für Menschen mit grauem Star ist, möchte ich auch diese Übung hier noch einmal beschreiben.

Wenn Sie einen grauen Star haben, sollten Sie sich anfangs nur mit Bedacht sonnen, weil die Lichtstreuung im Auge durch den grauen Star zu unangenehmen Blendungen führen kann und Sie dadurch in der Regel lichtempfindlich sind. Beginnen Sie diese Übung im Freien bei bewölktem Himmel. Wenn Sie sich nach einigen Monaten daran gewöhnt haben, können Sie die Übung auch bei Sonnenschein durchführen. Sollten Sie sich allerdings zu stark geblendet fühlen, brechen Sie die Übung ab, und machen Sie sie weiterhin bei bedecktem Himmel.

Tageslicht enthält alle Regenbogenfarben und ist für Augen, Körper und Geist von großer Bedeutung. Am besten und heilsamsten sind die Sonnenstrahlen bei Sonnenaufgang und bei Sonnenuntergang. Das Licht, das wir von der Sonne aufnehmen, hält uns gesund, weil es über unser Gehirn den Vitamin- und Hormonhaushalt regelt. Es löst in den Augen und in den Sehzellen chemische, elektrische und energetische Prozesse aus, die das Sehen überhaupt erst ermöglichen. Durch sein breites Farbspektrum regt Sonnenlicht alle Sehzellen in deren gesamtem Empfindungsbereich zur Aktivität an. Wichtig ist, die Sonnenübung nicht während der Mittagszeit durchzuführen, da die Sonnenstrahlen dann zu stark sind.

Übungsanleitung

- Suchen Sie sich einen Platz in der Sonne, und setzen Sie sich auf einen Stuhl oder eine Bank. Sie können aber auch stehen bleiben.
- Schließen Sie die Augen. (Dies ist sehr wichtig – sonnen Sie sich niemals mit offenen Augen.)
- Strecken Sie Ihre Nasenspitze zum Himmel, und stellen Sie sich vor, dass sich ein Pinsel auf Ihrer Nasenspitze befindet.
- Genießen Sie nun das Licht und die Wärme in Ihrem Gesicht.
- Drehen Sie langsam den Kopf von rechts nach links und von links nach rechts – hin und her. Ihr »Nasenpinsel« streicht damit quer durch die Sonne.
- Streichen Sie die Sonne nun mit Ihrem »Nasenpinsel« von oben nach unten und von unten nach oben, auf und ab.
- Anschließend umkreisen Sie die Sonne mit dem »Nasenpinsel« in beide Richtungen.
- Drehen Sie sich zum Abschluss mit geschlossenen Augen um, sodass Sie die Sonne im Rücken haben, und palmieren Sie. Das Palmieren sollte etwa so lang dauern wie die Sonnenübung und gehört immer dazu (auch wenn Sie die Übung bei bewölktem Himmel durchführen). Hierdurch kann der Sehfarbstoff, der während der Sonnenübung/des Lichtbadens verbraucht wurde, wieder aufgebaut werden.

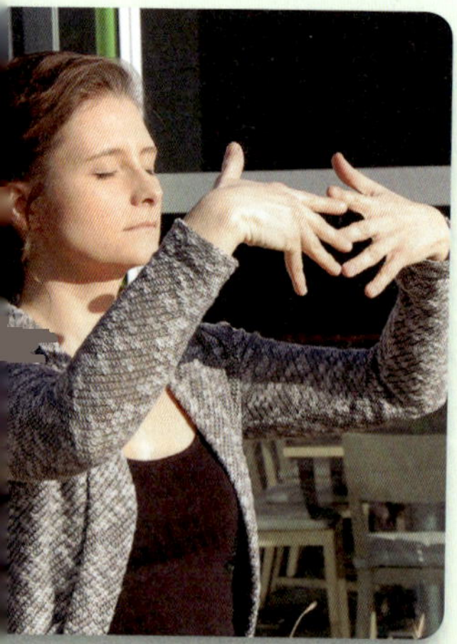

- Ergänzung: Wenn Sie Ihr Gesicht mit geschlossenen Augen der Sonne zuwenden, können Sie Ihre Hände wie zwei Scheibenwischer mit gespreizten Fingern vor Ihrem Gesicht hin- und herbewegen.

Dadurch entsteht auf der Netzhaut ein Licht- und Schattenspiel. Die Abwechslung von Helligkeit und Dunkelheit stimuliert die Durchblutung der Netzhaut.

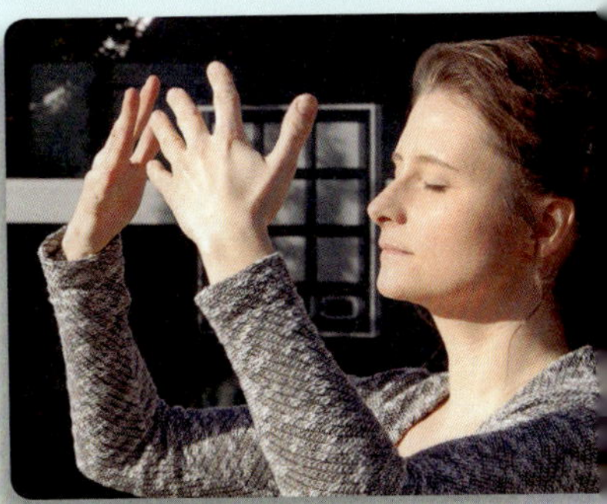

AUGENAKUPRESSUR

Diese Übung ist bei allen Augenerkrankungen wichtig. Sie stärkt die Netzhaut und alle Funktionen am und im Auge.

Übungsanleitung

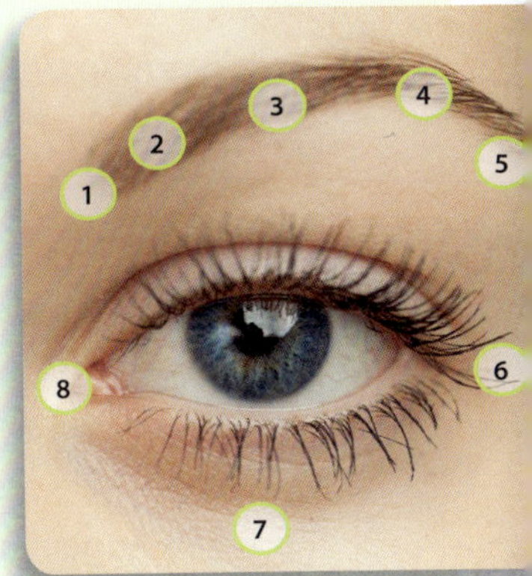

› Stützen Sie Ihre Ellbogen auf einem Tisch auf, und legen Sie Ihren Kopf in Ihre Hände.
› Massieren Sie die folgenden Punkte der Reihe nach, die sich alle auf dem Rand der Augenhöhle befinden. Diesen können Sie leicht ertasten. Bei den meisten Menschen liegt er ein wenig unterhalb der Augenbraue.
› Führen Sie mit einer Fingerkuppe an jedem Punkt 72 kleine Kreisbewegungen aus. Massieren Sie beide Seiten gleichzeitig, und kreisen Sie mit der rechten Hand entgegen dem Uhrzeigersinn, mit der linken Hand im Uhrzeigersinn (von Ihnen aus gesehen).

TRAINIEREN DER VORSTELLUNGSKRAFT

Sie können auch Ihre mentale Kraft einsetzen, um die Reserven Ihres Sehvermögens hervorzulocken. Hierfür empfehle ich Ihnen, sich einen gemütlichen Platz auszusuchen, an dem Sie sich wohlfühlen. Gestalten Sie sich Ihre Umgebung angenehm und liebevoll. Sorgen Sie dafür, dass Sie während dieser Zeit nicht gestört werden können (Telefon und Türklingel abstellen). Legen Sie eine entspannende CD ein, z. B. mit Meeresrauschen, Naturklängen oder einer ruhigen, sanften Meditationsmusik. Setzen Sie sich entweder ganz bequem auf ein Yogakissen, oder führen Sie die Übung im Liegen durch.

Übungsanleitung

› Legen Sie Ihre Handflächen auf Ihre geschlossenen Augen.
› Stellen Sie sich vor, dass über Ihre Hände heilsame Energie auf Ihre Augen übertragen wird.
› Spüren Sie die Wärme Ihrer Hände.
› Genießen Sie es, nichts fixieren zu müssen.
› Stellen Sie sich das Innere Ihres rechten Auges vor.
› Stellen Sie sich vor, wie die heilsame Energie Ihrer Hände auf Ihre Augenlinse übertragen wird. Sie können sich diese Energie bildlich als grünes Licht vorstellen.
› Sie sehen förmlich, wie sich die Eintrübungen und Verklumpungen in Ihrer Augenlinse auflösen. Ihre Augenlinse kann sich regenerieren.
› Stellen Sie sich das Gleiche nun für Ihr linkes Auge vor.

Wenn Sie Schwierigkeiten haben, diese Übung ohne Anleitung durchzuführen, kann ich Ihnen folgende Augenmeditationen auf CD empfehlen:

- Grüner Star? Grauer Star? – Nein, danke! (Zwei Augenmeditationen von mir mit musikalischer Begleitung durch Irina Kornilenkos intuitive Klaviermusik, speziell auf diese beiden Themen ausgerichtet)
- Wieder klar sehen (Eine Meditation, einmal von Thorsten Weiss und einmal von mir gesprochen, allgemein wohltuend auch bei anderen Augenproblemen)
- Heile deine Augen (Eine Meditation von Thorsten Weiss, allgemein wohltuend bei allen Augenthemen)
- Heilmusik für die Augen (Für beide Ohren wurden unterschiedliche Frequenzen aufgenommen, die im Gehirn eine dritte Frequenz entstehen lassen. Diese ist auf alle Bereiche des Sehens abgestimmt.)
- Lass deine Augen berühren (Meditationsreise zur Ergründung von Augenerkrankungen und Fehlsichtigkeiten, eine sehr kraftvolle Meditation, die das Christuslicht auf die Augen überträgt)

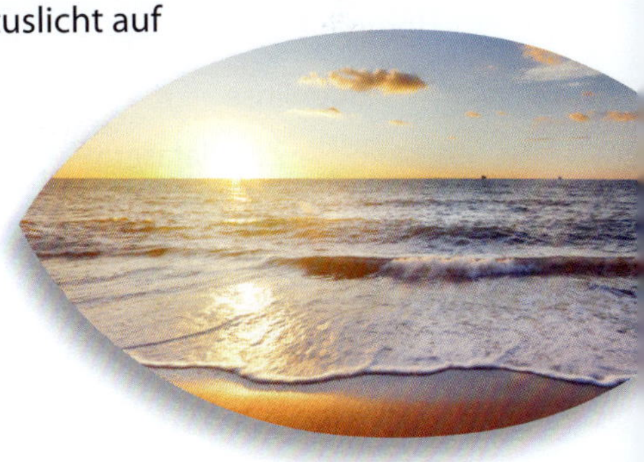

Der grüne Star/Glaukom

Zunächst sollten Sie auf anatomischer Ebene verstehen, wie ein Glaukom in der Regel entsteht.

Anatomie des menschlichen Auges

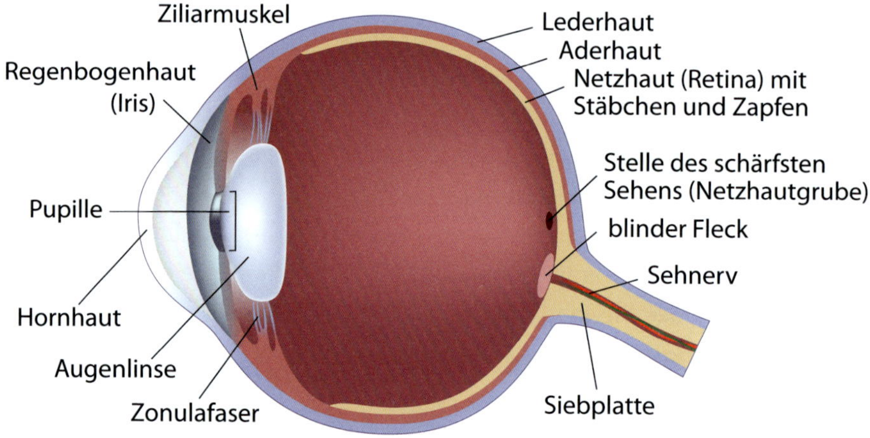

Unsere Augen sind im Inneren nicht hohl, sondern komplett ausgefüllt. Die vordere und die hintere Augenkammer sind mit Kammerwasser angefüllt, und hinter der Augenlinse befindet sich der sogenannte Glaskörper. Dieser besteht aus einer gallertartigen Masse, die dafür sorgt, dass die Netzhaut auf der Aderhaut aufliegt und von dieser versorgt werden kann, weil die beiden Schichten nur am Sehnervaustritt und an der sogenannten *Ora serrata* miteinander verwachsen sind. Dadurch besitzt das Innere des Auges einen gewissen Augeninnendruck.
Das Kammerwasser hat neben der Lichtbrechung noch verschiedene Aufgaben wie z. B. die Ernährung der Augenlinse und der Hornhaut. Es wird immer wieder neues Kammerwasser gebildet und das verbrauchte Kammerwasser über den sogenannten Schlemm'schen Kanal in das Venensystem der Augen ausgeleitet. Der Schlemm'sche Kanal befindet sich am Übergang von der durchsichtigen Hornhaut zur weißen Lederhaut des Auges. Ist dieser Kanal verstopft oder zu eng, kann das Kammerwasser nicht mehr richtig ablaufen. Trotzdem wird permanent neues Kammerwasser in den Fortsätzen des Ziliarmuskels gebildet. Hierdurch kommt es zu einer Erhöhung des Augeninnendruckes. Ist der Augeninnendruck dauerhaft zu hoch, führt dies zu Schäden an der Netzhaut, vor allem an der Stelle, an der der Sehnerv das Auge verlässt. Diese glaukomatösen Veränderungen am Auge können durch regelmäßige Kontrollen des Augenhintergrundes vom Augenarzt festgestellt werden.

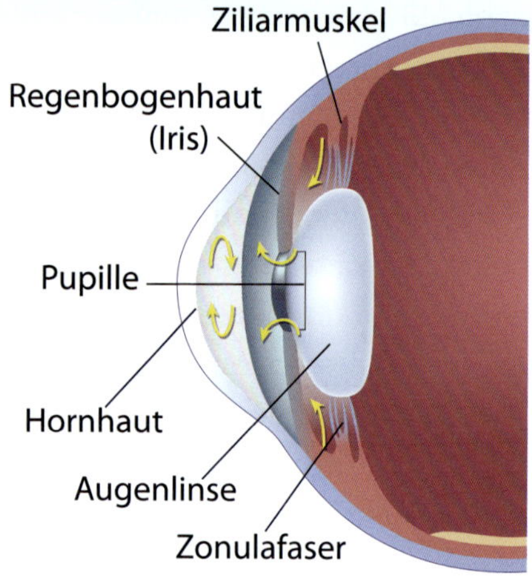

Zirkulation des Kammerwassers von der hinteren Augenkammer durch die Pupille in die vordere Augenkammer

Die Ursache des grünen Stars liegt meist in einem zu hohen Augeninnendruck. (Abgesehen vom Niederdruckglaukom, auf das ich später noch mit einem Beispiel zu sprechen komme.) Die Normalwerte für den Augeninnendruck liegen zwischen 10 und 21 mmHg, im Tagesverlauf schwanken sie um ca. 5 mmHg. Nachts, im Liegen, ist der Augendruck am höchsten. Beim Glaukom kann der Augeninnendruck auf Werte von 50 bis 60 mmHg steigen.

Auf Dauer führt der zu hohe Druck im Auge dazu, dass der Glaskörper im Augeninneren einen zu hohen Druck auf die Netzhaut und die Aderhaut ausübt. Die empfindlichen Rezeptoren (Stäbchen, Zapfen und die Ganglienzellen) sowie die Arterien und Venen der Aderhaut werden zusammengedrückt. Die anfälligste Stelle ist dabei der Austritt des Sehnervs aus dem Augapfel. Diese Stelle, an der die Sehnerven gebündelt das

Auge verlassen, wird *Lamina cribrosa* oder auch Siebplatte genannt. Sie kann dem auf Dauer erhöhten Augendruck nicht so gut standhalten wie der Rest des Augapfels. Durch die Siebplatte verlaufen ca. 1 Million Nervenfasern, daher kann es hier leicht zu Schädigungen der einzelnen Nervenfasern kommen, wenn die Siebplatte nach außen gedrückt wird. Je nachdem, welche Nervenfasern beschädigt werden, kommt es zu verschiedenen Gesichtsfeldausfällen, die im fortgeschrittenen Stadium bis zur Erblindung führen können. Das Glaukom ist der häufigste Erblindungsgrund in unserer Gesellschaft.

In der Regel versucht man in der Schulmedizin, den erhöhten Augeninnendruck mithilfe von Augentropfen zu senken. Gelingt dies nicht, kann über verschiedene Lasertechniken in einem operativen Eingriff der Kammerwinkel behandelt werden. Der gängigste Eingriff geschieht mit dem Argon-Laser (ALT), der viele kleine Läsionen im Kammerwinkel verursacht, um den Abfluss des Kammerwassers zu verbessern. Diese Operation kann allerdings höchstens zwei- bis dreimal durchgeführt werden, und die Wirkung hält in der Regel nur einige Jahre an.

Alternativ hierzu gibt es die »Selektive Trabekuloplastik«, die auch mit einem speziellen Laser durchgeführt wird. Hierbei wird der Kammerwinkel nicht verletzt, sondern lediglich mit dem Laser stimuliert. Dadurch hält der Effekt allerdings in der Regel auch nicht sehr lange an. Der Vorteil der Selektiven Trabekuloplastik liegt darin, dass diese Art der Behandlung beliebig oft durchgeführt werden kann.

Außerdem gibt es noch die Behandlung mit dem Excimer-Laser (ELT). Bei dieser Behandlung wird mit einem extrem schmalen

Laserstrahl der Schlemm'sche Kanal wieder geöffnet, sodass das Kammerwasser die natürlichen Abflusswege nehmen kann und der Augeninnendruck sinkt.

Bei allen Behandlungsmethoden sollten die Glaukompatienten jedoch zusätzlich bestrebt sein, den wahren Hintergrund ihres Augenleidens herauszufinden und aufzuarbeiten. Denn eine Laseroperation kann nur kurzfristig helfen, der Störfaktor im Leben bzw. die Ursache des Glaukoms jedoch ist nach wie vor vorhanden.

Mithilfe von alternativen Behandlungsmethoden wie z. B. der Augenkinesiologie können diese Störfaktoren aufgedeckt und Schritt für Schritt aufgearbeitet werden. Die Seele sendet mit einer Augenkrankheit eine Botschaft, die Ihnen die Chance gibt, zu wachsen und sich weiterzuentwickeln. Genau dazu sind wir hier auf dieser wunderbaren Erde. Zeigt sich eine Krankheit – egal ob an den Augen oder am restlichen Körper –, weist diese die Richtung, in die der Mensch wachsen darf. Auch die Augenakupunktur, die Farbpunktur für Augen, die Homöopathie und die Kräuterkunde bieten Hilfe, um den Druck langfristig zu senken.

Ich würde mir wünschen, dass Augenärzte, Heilpraktiker, Augentrainer, Augenkinesiologen und Augenoptiker Hand in Hand arbeiten – zum Wohle der Patienten! Vielleicht wird dies zukünftig umgesetzt werden können.

Häufig leiden Patienten, bei denen der grüne Star diagnostiziert wurde, auch unter erhöhtem Blutdruck. Das energetische Thema, das beim Glaukompatienten hinter den Augenveränderungen steht, ist, im Leben einem sehr hohen Druck ausgesetzt zu sein – entweder einem hohen Leistungsdruck, einem großen Zeitdruck oder langjährigen Geldsorgen. Es kann aber auch sein, dass sich die Person permanent selbst unter Druck setzt. Auch die Angst davor, dass eine Lüge auffliegen und die Wahrheit das ganze Umfeld durcheinanderbringen könnte, kann hinter diesem Druck stehen.

Als ein Beispiel möchte ich das Thema »Kuckuckskinder« herausgreifen. Wenn z. B. eine Mutter sehr genau weiß, dass sie ihrem Mann ein außereheliches Kind unterjubelt, kann dies dazu führen, dass sie sich selbst unter starken Druck setzt. Schließlich soll diese Lüge niemals bemerkt werden, sonst könnte das bequeme Leben wie ein Kartenhaus zusammenbrechen. Das Gleiche gilt natürlich auch für außereheliche Kinder des Mannes. Möchte der Mann nicht, dass seine Frau davon erfährt, resultiert daraus ein lebenslanger Druck, der sich letztlich in den Augen zeigt. Übrigens zeigt sich dieses Thema auch in den Augen der Kinder z. B. in Form einer »Amblyopie« (Schwachsichtigkeit) als Folge der inneren Verwirrung des Systems. Denn auch, wenn das Thema totgeschwiegen wird, spürt ein Kind genau, dass es in einer Familie lebt, die auf Lügen basiert. Es kann diesen inneren Konflikt zwar nicht deuten oder ausdrücken, er spiegelt sich jedoch in den Augen.

Das Glaukom ist allerdings nicht als eine reine Augenerkrankung zu sehen. Es ist vielmehr eine Folgeerkrankung von Belastungen durch Druck und Stress, die einem an die Nieren gehen. Denn der Augeninnendruck erhöht sich, wenn die Nieren belastet sind. Das bedeutet nicht unbedingt, dass Sie an einer Nierenerkrankung leiden. Aber das Kammerwasser im Auge kann

nicht mehr richtig abfließen. Sie können sich das wie bei einem verstopften Rohr vorstellen, durch das das Wasser nicht mehr richtig abfließen kann und sich im Waschbecken staut.
Sie können Ihren Nieren helfen, sich zu regenerieren. Dafür finden Sie auf Seite 76 das Rezept für ein Zinnkrautbad.

Aufschluss darüber, ob das Problem hinter einem Glaukom aus der Vergangenheit stammt oder in der Gegenwart vorliegt, kann der Zeitpunkt des Auftretens der Beschwerden leider nicht geben. Denn es handelt sich beim Glaukom um einen schleichenden Prozess. Hilfreich kann es hingegen sein, die folgenden Fragen für sich zu klären.

- Wo im Leben herrschte oder herrscht Druck?
- Was können Sie in Ihrem Leben verändern, damit dieser Druck verschwindet?
- Üben andere Personen diesen Druck aus, oder sind Sie es selbst, der/die sich unter Druck setzt?
- Warum geben Sie anderen Personen solch eine Macht über Sie?
- Warum setzen Sie sich selbst so unter Druck?
- Umgehen Sie in Ihrem Leben wichtige Gespräche oder Entscheidungen?
- Vermeiden Sie es, in Situationen zu geraten, die Sie zu einer Entscheidung/Meinungsäußerung »zwingen« würden?
- Gehen Sie Problemen und Schwierigkeiten im Leben aus dem Weg, anstatt an diese als Chance zum Wachstum heranzugehen?

Ein häufiger Hintergrund von hohem Druck ist eine geringe Selbstachtung eines Menschen. Man achtet sich selbst nicht genug, wenn man sich unter Druck setzen lässt. Es ist ganz egal, ob man sich nun selbst permanent unter Druck setzt oder ob andere Personen oder Lebensumstände dazu führen, dass man unter Druck steht. Die Außenwelt möchte lediglich zeigen, dass es einem schwerfällt, sich selbst zu behaupten. Die Ursachen für eine geringe Selbstwertschätzung können auch wiederum völlig unterschiedlich sein.

Sehr häufig handelt es sich um Erlebnisse in diesem oder auch in früheren Leben, die dazu führen, dass man sich nicht »liebenswert« fühlt, sich selbst nicht schätzt und achtet und deswegen versucht, es allen Menschen recht zu machen, um Liebe und Anerkennung zu bekommen. Dies wiederum verursacht Druck im Leben. Doch Liebe und die Anerkennung dürfen Sie niemals in der Außenwelt suchen. Schenken Sie sich selbst Liebe und Anerkennung, und schätzen Sie Ihren Wert. Dann sind Sie völlig unabhängig von jeglichen Lebensumständen oder Ereignissen, die Ihnen begegnen.

Durch erhöhten Stress und Druck im Leben verkrampft sich oft der ganze Körper, die Muskeln wie die Organe. Um dem entgegenzuwirken, können Sie das Schüßlersalz Nr. 7 *Magnesium phosphoricum* D6 einsetzen. Ein kleines, aber sehr wirksames Soforthilfemittel bei großem Stress und Druck von außen ist die »Heiße Sieben«. Hierfür nehmen Sie zehn Tabletten Magnesium phosphoricum und lösen diese in heißem Wasser auf. Trinken Sie die Lösung schluckweise. Bitte beachten Sie, dass sie nicht mit einem Metalllöffel umgerührt werden darf.

Wenn bei Ihnen der grüne Star diagnostiziert wurde, ist dies ein Warnsignal des Körpers. Dieser schreit nach Veränderung.

Wenn Sie dieses Signal wahrnehmen und Ihr Leben verändern, kann sich auch der Augendruck wieder normalisieren. Die Aufgaben der geschädigten Nervenbahnen können teilweise von anderen Nerven übernommen werden. Wichtig ist, dass Sie sich mit Übungen der Gehirnintegration auseinandersetzen. Das Gehirn und die Nervenbahnen können sehr viel kompensieren.

Das Glaukom hat Gesichtsfeldausfälle, sogenannte Skotome, zur Folge. Sie können Teilbereiche im Gesichtsfeld durch die Schädigung der Nervenbahnen nicht mehr wahrnehmen, sie erscheinen Ihnen als dunkle Flecken. Unser Gesichtsfeld lässt sich in die seitlichen Gesichtsfelder, die sogenannte Peripherie, sowie das Zentrum unseres Sehens unterteilen. Der Bereich, in dem sich die dunklen Felder zeigen, gibt Ihnen Hinweise auf die Belange in Ihrem Leben, in denen es einer Veränderung bedarf. Zeigen sich die Ausfälle eher in der Mitte des Gesichtsfeldes, ist dies ein klarer Hinweis darauf, dass Ihr »Lebenszentrum« gestört ist. Je weiter außen es zu Ausfällen im Gesichtsfeld kommt, desto ferner liegt die Thematik in Ihrem persönlichen Umfeld oder liegt desto weiter zurück. So kam eine Frau zu mir, die Gesichtsfeldausfälle im Randbereich hatte. Durch die Kinesiologie konnten wir ermitteln, dass dahinter Gefühle steckten, die ihre Mutter am Anfang der Schwangerschaft miterlebt hatte, die aber die Mutter oder die Eltern nicht direkt betrafen. Es waren sehr schwere und dunkle Gedanken einer Person im Umfeld der Mutter, die sich auf die Klientin übertragen hatten. Selbstverständlich nahm dies keine zentrale Rolle im Leben dieser Frau mehr ein, und so zeigten sich die Gesichtsfeldausfälle im Randbereich.

Hinweise darauf, welche Rückschlüsse Sie von den geschädigten Nervenfasern und Gesichtsfeldern auf Ihr Leben ziehen können, finden Sie in folgender Tabelle. Die Relationen beziehen sich nicht nur auf durch ein Glaukom verursachte, sondern auf alle Gesichtsfeldausfälle infolge einer Augenerkrankung (z. B. Maculadegeneration, *Retinitis pigmentosa*, Netzhautablösung).

Geschädigter Bereich im Gesichtsfeld	Mögliche Themen
rechtes Gesichtsfeld	Vater, Männer, männliche Energien, männliche Ahnen
linkes Gesichtsfeld	Mutter, Frauen, weibliche Energien, weibliche Ahnen
oberes Gesichtsfeld	Autorität, autoritäre Personen, Chef, Vorgesetzte, Regierung, Kirche, Gott, Glauben
unteres Gesichtsfeld	Kinder, Verantwortung, jüngere Geschwister
Zentrum	Lebensmittelpunkt oder Lebenszentrum, Partner, enge Bezugspersonen, Zuhause
Peripherie	Lebensumstände, Umgebung, weitläufiges Umfeld
partielle Ausfälle	werden meist nicht als besonders störend empfunden: Teilbereiche im Leben sind schwer anzusehen
komplette Ausfälle	wirken sich sehr störend aus: gravierendere Störungen im Leben, die sehr schmerzlich sind

(Auch, auf welchem Auge der Gesichtsfeldausfall besteht oder stärker ausgeprägt ist, sagt Ihnen, wo das Thema liegt: rechts Vater, männliche Energie, links Mutter, weibliche Energie.)

Diese Tabelle soll Ihnen als kleine Hilfe dienen, um zu erkennen, wo in Ihrem Leben Sie nach den Ursachen suchen können. Individuell können aber auch andere Themen dahinterstecken.

MÖGLICHE URSACHEN

- Es herrscht oder herrschte zu viel Druck in Ihrem Leben.
- Sie haben sich der Welt/Ihrer Familie/der Umwelt/der Natur verschlossen (Augen sind das Tor zur Seele und im Umkehrschluss die Verbindung der Seele zur Außenwelt. Der Schlemm'sche Kanal hat eine besondere Stellung, da er das Kammerwasser aus dem Auge in die »Außenwelt« bringt. Ein Verschließen der Seele führt daher zum Verschluss dieses Kanals.)
- Sie können den Blickwinkel nicht verändern, Sie erstarren in Ihren eigenen Ansichten (z. B. starre Glaubensvorstellung, dogmatische Ansichten etc.).
- Stress
- Medikamente
- Falsche Ernährungsweise (vgl. die Ausführungen zum grauen Star)

Ein Glaukom möchte Sie dazu auffordern, sich der Außenwelt mehr zu öffnen bzw. anzuvertrauen. Unsere Augen sind bekanntlich das Tor zu unserer Seele. Der Schlemm'sche Kanal hat einen wichtigen Stellenwert und kann als Sinnbild dafür dienen, inwieweit Sie Ihre Seele in der Welt zum Ausdruck bringen. Er ist die Verbindung der Seele mit der »Außenwelt«. Das verbrauchte Kammerwasser, das durch ihn aus dem Auge ablaufen kann, versinnbildlicht Ihre Gefühle. Ist dieser Kanal verstopft oder zu eng, wird der Abfluss blockiert. Darin zeigt sich, dass Sie sich ebenfalls verschlossen haben und Ihre Gefühle nicht mit der Außenwelt teilen. Vielleicht, um nicht verletzt zu werden. Doch die Energie gerät ins Stocken und kann nicht frei fließen. Dadurch baut sich wiederum Druck auf.

So kann es z. B. sein, dass jemand immer nur »schluckt«, was ihm von der Außenwelt geboten wird, er sich (aus mangelnder Eigenliebe) nicht behauptet, ungerechtfertigte Kritik oder Tadel von Personen einsteckt oder Probleme niemals mit einem Außenstehenden bespricht. All dies kann dazu führen, dass ihm irgendwann der »Kragen platzt« und er den aufgebauten Druck auf diese Weise abbaut. Im Auge betrifft dies die Siebplatte, die dem Druck am wenigsten standhalten kann. Dies äußert sich in einem akuten Glaukomanfall.

Lassen Sie es nicht so weit kommen. Zeigen Sie Ihren Mitmenschen Ihre Gefühle, Ihre Emotionen. Teilen Sie sich mit. »Fressen« Sie Kummer und Sorgen nicht weiter in sich hinein. Sprechen Sie die Dinge an, die Sie im Leben belasten. Aber beschränken Sie sich mit dem Teilen der Gefühle nicht auf Gefühle von Ärger, Frust, Wut, Kränkungen und Verletzungen. Vielen Menschen fällt es schwer, positive Gefühle mit ihren Mitmenschen zu teilen. Auch dadurch kommt die Energie bzw. der Lebensfluss ins Stocken, und es baut sich Druck auf.

Sollte es Ihnen nicht möglich sein, Ihre Gefühle mit Ihren Mitmenschen zu teilen, versuchen Sie doch einmal, sich auf künstlerische Art und Weise auszudrücken. Tanzen, Musizieren oder Malen eignet sich hervorragend, um Emotionen auszuleben. Meistens haben frühere Ereignisse Sie dazu veranlasst, sich zu verschließen. Auf diese Weise können Sie sich trotzdem der Außenwelt wieder öffnen. Sie müssen nicht erst ein Künstler oder ein perfekter Tänzer werden, um Ihre Gefühle auszudrücken. Es reicht vollkommen, wenn Sie dies zum »Hausgebrauch« durchführen. Denn Perfektionismus verursacht ebenfalls Druck in Ihrem Leben, und den wollen Sie ja nun – hoffe ich – abbauen.

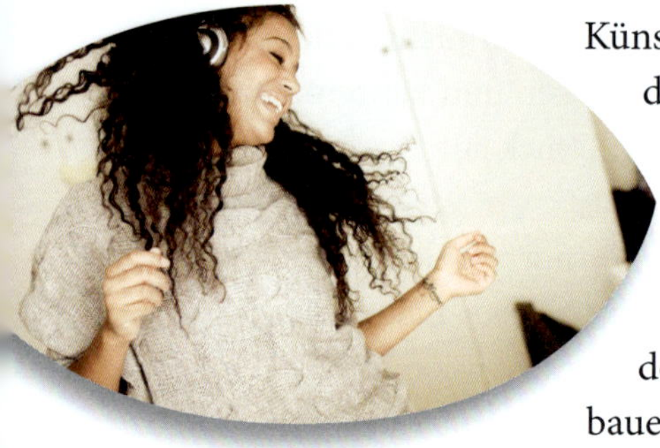

Medikamente, die den grünen Star begünstigen

Eine häufige Ursache des Glaukoms ist die Einnahme von Medikamenten. Die Liste an Medikamenten, die als Nebenwirkung ein Glaukom begünstigen, ist schier endlos. Deshalb verzichte ich darauf, Ihnen hier einen Überblick zu geben. Studieren Sie einfach selbst die Nebenwirkungen der Medikamente, die Sie nehmen. Wenden Sie sich an Ihren Arzt oder Heilpraktiker, wenn Sie erkennen, dass Ihre Medikamente zu einem erhöhten Augeninnendruck oder Glaukom führen können. Fragen Sie, ob es Alternativen für Sie gibt. Vor allem Medikamente, die die Pupille erweitern, begünstigen das sogenannte Engwinkelglaukom.

Personen, die unter chronischen Krankheiten leiden, nehmen häufig dauerhaft Cortison (Steroide) ein. Dieses Medikament führt allerdings zu einem sehr heftigen Anstieg des Augeninnendrucks und ist deshalb schädlich, wenn es langfristig eingenommen wird. In der Regel kann man Cortison jedoch nicht einfach absetzen. Sollten Sie dauerhaft Steroide einnehmen, sollten Sie sich überlegen, auf alternative Substanzen umzustellen. Sprechen Sie Ihren Heilpraktiker oder Arzt doch einfach auf dieses Thema an, und lassen Sie sich ausführlich beraten.

GLAUKOMATÖSE VERÄNDERUNGEN AM AUGE

- Die Sinneszellen der Netzhaut sind durch die hohe Druckbelastung beschädigt.
- Die Sehnerven sind beschädigt.
- Der Sehnervkopf, die sogenannte Papille, (Austritt der Nervenfasern aus dem Augapfel) ist beschädigt.
- Die Blutversorgung der empfindlichen Nervenzellen ist gestört. Dadurch kommt es zu Sauerstoff- und Nährstoffmangel.
- Der hohe Augeninnendruck führt dazu, dass die feinen Blutgefäße in der Aderhaut des Auges abgeklemmt werden und das Blut nicht mehr zirkulieren kann.
- Ablagerungen verhindern den Abfluss von Kammerwasser in den Schlemm'schen Kanal.
- Beim Normaldruckglaukom reicht der Druck in den Blutgefäßen der Netzhaut nicht aus, um den normalen Druck im Augeninneren zu überwinden. Dadurch entsteht in den Seh- und Nervenzellen eine Unterversorgung.

RISIKOFAKTOREN

› Arteriosklerose
› Autoimmunerkrankungen mit Beteiligung der Blutgefäße
› allgemein niedriger Blutdruck oder ein sehr niedriger zweiter Blutdruckwert (diastolischer Blutdruck)
› chronisch zu hoher Blutdruck (Hypertonie), der die Blutgefäßwand schädigt
› chronisch erhöhte Blutfettwerte (Hypercholesterinämie), die zu Ablagerungen in den Gefäßen führen (Arteriosklerose)
› Diabetes mellitus und andere Stoffwechselerkrankungen, die die Innenwand der Blutgefäße verändern und den Blutfluss behindern
› Fälle von Glaukom in der Familie gelten als einer der größten Risikofaktoren.
› Herz-Kreislauf-Erkrankungen
› Herzschwäche
› Cortisonbehandlung bei chronischen Krankheiten
› Medikamente, die die Pupille erweitern (Engwinkelglaukom)
› periphere arterielle Verschlusskrankheit der Hals- oder Hirnschlagadern
› Rauchen, da Nikotin die Blutgefäße im Auge verengt
› zeitweise krampfhafte Verengungen der Blutgefäße bei Migräne und Tinnitus
› schwere Entzündungen am oder auch im Auge
› Menschen mit dunkler Hautfarbe haben ein mehrfach erhöhtes Erkrankungsrisiko.
› starke Kurz- oder Weitsichtigkeit, bei der die Form des Augapfels und der vorderen Augenkammer verändert ist

Das primäre Offenwinkelglaukom

An der Stelle, an der die Regenbogenhaut (Iris) an die Lederhaut grenzt, befindet sich der Schlemm'sche Kanal. Ist der Winkel zwischen Iris und Lederhaut groß, spricht man von einem offenen Kammerwinkel, was beim Offenwinkelglaukom der Fall ist. Der Abfluss des Kammerwassers wird allerdings durch Ablagerungen (Plaques) von Stoffwechselschlacken im Bereich des Schlemm'schen Kanals blockiert. Ein Offenwinkelglaukom ist die häufigste Form des grünen Stars bei älteren Menschen.

THEMA

- sich der Außenwelt verschließen
- nichts von der Außenwelt annehmen wollen
- »dicht« machen
- eigene Vorstellungen und Glaubenssysteme, die Sie nicht mit der Außenwelt teilen können oder möchten

Das Normaldruckglaukom

Eine Unterform des Offenwinkelglaukoms stellt das Normaldruckglaukom dar, bei diesem ist der Abfluss des Kammerwassers jedoch nicht gestört. Deswegen ist auch der Augeninnendruck nicht krankhaft erhöht.

In wissenschaftliche Untersuchungen wurde nur bei ca. der Hälfte der Menschen mit Glaukom tatsächlich ein stark erhöhter Augeninnendruck über 25 mmHg gemessen. Doch auch bei der anderen Hälfte ist die Durchblutung der Netzhaut und der Aderhaut im Auge gestört.

Ist der Druck in den Blutgefäßen der Aderhaut zu gering, um dem Augeninnendruck standzuhalten, werden die Blutgefäße ebenfalls gequetscht, und es kommt zu einer mangelhaften Versorgung der Sinneszellen der Netzhaut. Die Folgen sind die gleichen wie bei einem erhöhten Augeninnendruck.

Die genauen Ursachen sind noch nicht abschließend erforscht. Was bislang erkundet wurde, ist, dass es einen Zusammenhang zwischen dem Normaldruckglaukom und Durchblutungsstörungen der Sehnerven gibt. Auch, wenn das Blut dickflüssiger als gewöhnlich ist, sowie bei Verschlüssen von Hirngefäßen oder nach Operationen und Verletzungen kann es zu einem solchen Glaukom kommen. Häufig haben Personen mit einem Normaldruckglaukom auch Migräne. Die Durchblutung der Netzhaut und der Aderhaut ist bei ihnen vermindert.

THEMA

- den Problemen im Leben ausweichen
- dem gesunden Lebensdruck nicht standhalten können
- sich durchs Leben schlängeln
- Verantwortung abgeben
- nicht für eigene Ansichten geradestehen
- als Kind in einer Familie aufgewachsen sein, in der Sie wenig Liebe bekamen (bei niedrigem Blutdruck, der häufig beim Normaldruckglaukom vorliegt)

Das Engwinkelglaukom

Ist die vordere Augenkammer so flach, dass der Winkel zwischen Regenbogenhaut und der Lederhaut eng ist, kann der Abfluss des Kammerwassers dadurch blockiert werden. Dies kommt häufig bei Personen mit starker Fehlsichtigkeit (Myopie oder Hyperopie) vor. Aber auch, wenn die Pupille durch Dunkelheit oder die Wirkung von Medikamenten (oder Drogen) geweitet wird, ist dieser Winkel kleiner und kann den Abfluss des Kammerwassers behindern oder sogar komplett blockieren. In diesem Fall spricht man auch vom Winkel-Block-Glaukom.

THEMA

- Überholte Glaubenssätze beeinflussen Sie (diese Glaubenssätze haben meist auch zu der starken Fehlsichtigkeit geführt).
- engstirniges Denken, nicht über den Tellerrand sehen können
- akute Stresssituation
- starres Familiensystem, das das jeweilige Wachsen behindert oder blockiert

Primäres (angeborenes) Glaukom

Beim angeborenen Glaukom handelt es sich um eine spezielle Art des Engwinkelglaukoms. Infolge einer angeborenen Fehlentwicklung des Kammerwinkels kann das Kammerwasser nicht ausreichend aus dem Auge ausgeleitet werden. Der Augeninnendruck steigt und beschädigt die Netzhaut.

Sekundäres (erworbenes) Glaukom

Veränderte Blutgefäße, Entzündungszellen, Verletzungen oder auch Narben können den Kammerwinkel teilweise oder auch komplett blockieren und den Abfluss des Kammerwassers stören. Auch ein akuter Migräneanfall kann ein Glaukom verursachen. Bei Personen, die unter Migräne leiden, steckt das Gefühl dahinter, permanent getrieben zu werden.

EMPFEHLUNGEN BEI GRÜNEM STAR

- Augenakupunktur
- Seelische Hintergründe aufarbeiten
- Ort der Ruhe und Kraft finden
- Entspannung ins Leben bringen
- Meditationen (wenn möglich im Sitzen, da im Liegen der Augeninnendruck höher ist)
- entspannende Augenübungen (Augen-Qi-Gong)
- Atemübungen
- Palmieren
- »Heiße Sieben« (10 Tabletten Schüßlersalz Nr. 7 D6 in heißem Wasser aufgelöst)
- Schulter- und Nackenentspannung
- Farbenbaden
- weichen Blick üben (Peripherie trainieren)
- visuellen Kortex anregen
- Übungen zur Gehirnintegration (Überkreuzbewegung)
- Visualisierungen (z. B. Augenreise)
- Farbpunktur
- Augenakupressur
- Entschlackung durch Fußbad
- Blickwinkel verändern

- aufrichtig durchs Leben gehen
- Familiensituationen klären, »Familiengeheimnisse« aufdecken (z. B. durch eine Familienaufstellung)
- Zinnkrautbad: Mithilfe dieses Sitzbades kann der Augeninnendruck gesenkt werden. Dazu 100 g Zinnkraut über Nacht einweichen, am nächsten Tag aufkochen und den Absud in das etwa 38° C warme Badewasser geben. Während des 20-minütigen Sitzbades sollten die Nieren bedeckt sein und das Herz frei bleiben. Danach nicht abtrocknen, nur in einen Bademantel hüllen und für eine Stunde ins Bett kuscheln.*

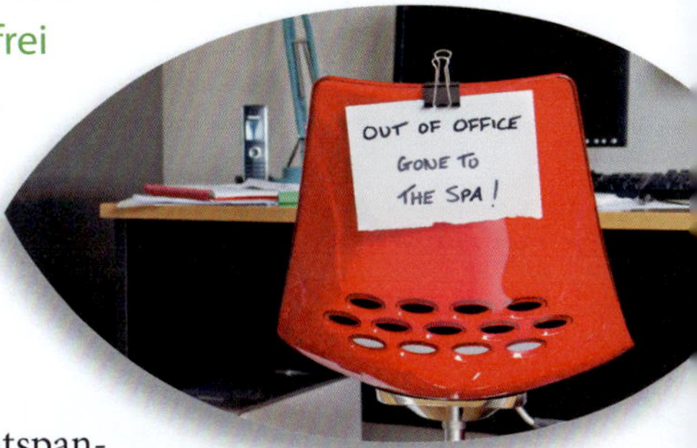

Besonders wichtig ist es, ganz viel Entspannung in Ihr Leben zu bringen. Machen Sie lange Spaziergänge, meditieren Sie, gönnen Sie sich regelmäßig Ruhe und Erholungspausen. Setzen Sie sich nicht selbst unter Druck, und meiden Sie autoritäre Personen, die Sie beherrschen wollen. Durchstöbern Sie Ihren Terminkalender, und überlegen Sie, welche Termine wirklich wichtig und notwendig sind. Streichen Sie Treffen, die Sie aus Ihrer Mitte bringen!

---

* Weitere nützliche Tipps für Kräuteranwendungen finden Sie in meinem Buch *Augen lieben Heilkräuter*, Schirner Verlag, 2018.

Aus den visuellen Erfahrungen schöpfen

In der Kindheit, Jugend und im Laufe unseres kompletten Lebens sammeln wir visuelle Erfahrungen, die an unsere anderen Sinne gekoppelt sind. Dieser Erfahrungsschatz bleibt immer vorhanden, auch wenn die Sehkraft der Augen sich verringert. Nun ist es wichtig, dass Sie diesen Erfahrungsschatz immer wieder pflegen und weiter ausbauen, damit Ihr visuelles System davon profitieren kann.

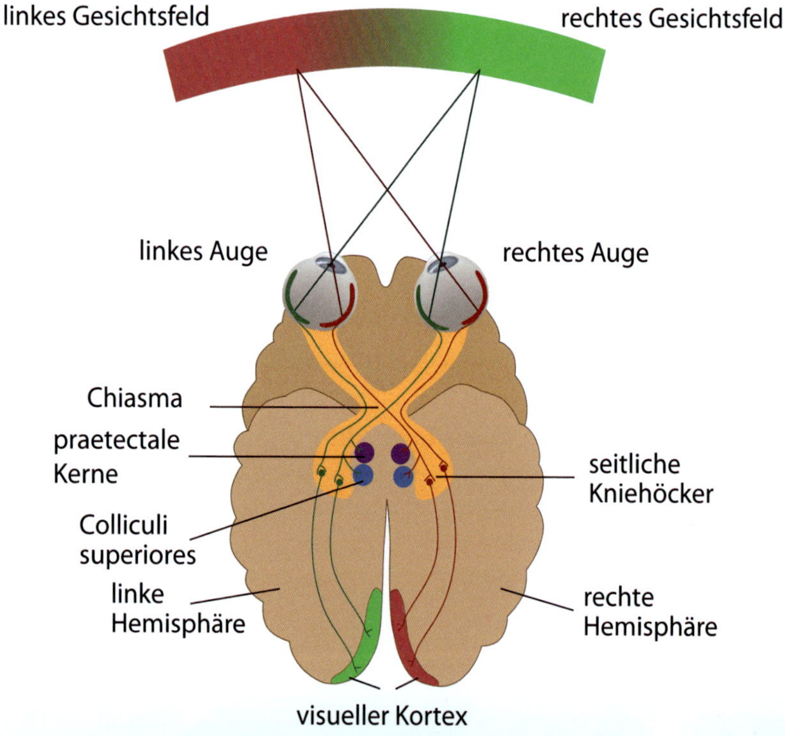

Unsere Augen lassen uns das Licht und die Seheindrücke unserer Umwelt erfassen und wahrnehmen. Die eigentliche Bildverarbeitung geschieht allerdings durch die Netzhaut, die Nervenbahnen sowie die visuelle Deutung des empfangenen Bildes im visuellen Kortex des Gehirns. Etwa 80 % unserer visuellen Wahrnehmung ist die Leistung unseres Gehirns, nur 20 % geschehen in unseren Augen! Das Bild, das unsere Augen liefern, ist seitenverkehrt, steht auf dem Kopf und ist zum Rand hin sehr stark überlagert von zahlreichen Abbildungsfehlern unseres Auges. Unser Gehirn ist in der Lage, diese Abbildungsfehler zu korrigieren, weil es »gelernt« hat, sie zu retuschieren. Die Netzhaut wandelt die Lichtreize, die auf sie auftreffen, in elektrische Impulse um, die über die Sehnerven an den visuellen Kortex weitergeleitet werden. Dort werden die Daten sofort mit den abgespeicherten, im Laufe des Lebens gesehenen Bildern verglichen, gedeutet und bewertet. Es kommen Erfahrungen und Emotionen, die wir mit diesen oder ähnlichen Bildern gemacht haben, hinzu. Unser Körper wird dadurch gesteuert.

Sie sehen, wie wichtig es also ist, unseren Erfahrungsschatz möglichst groß zu halten. Dadurch bilden Sie viele Synapsen, fördern diese und trainieren und stärken den visuellen Kortex sowie das seitliche Gesichtsfeld. Dies geschieht nicht nur im Kindesalter, die Verbindungen im Gehirn lassen sich auch später noch ausbauen und erweitern.

Mittlerweile ist auch bekannt, dass intakte Nervenfasern die Aufgaben von anderen, geschädigten Nervenfasern übernehmen können. Aus diesem Grund gebe ich Ihnen folgende Übungen mit auf den Weg, die nicht nur bei Personen mit grünem Star oder bei Maculadegeneration besonders förderlich sind.

ÜBERKREUZBEWEGUNG

Die Überkreuzbewegung hilft, beide Gehirnhälften zu aktivieren und miteinander zu verknüpfen. Durch den Wechsel von überkreuzenden und gleichseitigen Bewegungen wird die Verbindung von beiden Gehirnhälften, der sogenannte *Corpus callosum,* gestärkt. Die Übung fördert gleichzeitig die Konzentration, denn wenn beide Gehirnhälften aktiv sind, sind Sie präsenter und es steht Ihnen wesentlich mehr Energie zur Verfügung, als wenn nur eine Gehirnhälfte gefordert und gefördert wird. So können Sie mit dieser Übung auch eine Dominanz einer der beiden Gehirnhälften ausgleichen.
Bevor Sie diese Übung im Stehen durchführen, üben Sie zunächst im Liegen. Dadurch schalten Sie Ihren Gleichgewichtssinn aus. Nach einigen Wochen Training im Liegen können Sie die Übung dann auch im Stehen durchführen.

Übungsanleitung (im Liegen)

- Legen Sie sich auf eine Isomatte, verwenden Sie evtl. ein Kissen für die Unterstützung des Nackens.
- Strecken Sie Ihre Arme seitlich aus, die Beine liegen flach auf dem Boden.
- Heben Sie den rechten Arm an, und führen Sie diesen über die Körpermittellinie zum linken Knie. Gleichzeitig heben Sie das linke Bein an, sodass die Hand das Knie berühren kann.
- Legen Sie den rechten Arm und das linke Bein wieder ab, und wiederholen Sie diesen Vorgang mit Ihrem linken Arm und Ihrem rechten Bein.
- Wiederholen Sie diese Übung ein paar Mal.

- Wechseln Sie nun in die gleichseitige Bewegung: Führen Sie abwechselnd den rechten Arm zum rechten Knie und den linken Arm zum linken Knie.
- Wiederholen Sie diese Bewegungen ebenfalls mehrfach.
- Wechseln Sie wieder in die überkreuzende Bewegung.
- Sie können mehrmals zwischen den Bewegungen wechseln. Beginnen und beenden Sie die Übung jedoch immer mit der überkreuzenden Bewegung.

Tipp:
Hören Sie Ihre Lieblingsmusik zu dieser Übung. Das hilft, länger durchzuhalten. Empfehlenswert ist es, 2–3 Minuten täglich zu üben.
Wenn Sie über mehrere Wochen geübt haben, können Sie die Übung nun auch im Stehen durchführen. Das ist etwas schwieriger, weil Sie auch auf Ihr Gleichgewicht achtgeben müssen. Sollten Sie Probleme mit dem Gleichgewichtssinn haben, können Sie die Übung weiterhin im Liegen durchführen.

Übungsanleitung (im Stehen)

- Stehen Sie entspannt, aber gerade. Der Oberkörper darf sich bei dieser Übung locker mitbewegen. Atmen Sie ruhig und gleichmäßig.
- Heben Sie den rechten Arm und das linke Bein, und führen Sie den rechten Arm über Ihre Körpermittellinie zum linken Knie, bis beide einander berühren.
- Führen Sie diese Bewegung nun mit dem linken Arm und dem rechten Bein durch.
- Wiederholen Sie diese Bewegung abwechselnd einige Male.

- Wechseln Sie nun in die gleichseitige Bewegung: Berühren Sie mit der rechten Hand das rechte Knie und mit der linken Hand das linke Knie.
- Wiederholen Sie auch diese Bewegung mehrmals.
- Wechseln Sie zwischen der überkreuzenden und der gleichseitigen Bewegung mehrfach hin und her, denn nur über den Wechsel kommt es zu Verschaltungen zwischen den Gehirnhälften. Zum Abschluss sollten Sie aber immer die überkreuzende Bewegung durchführen.

Tipp:
Legen Sie sich schöne Musik auf, und machen Sie eine Art »Überkreuztanz« aus der Übung. Wenn Sie einige Zeit mit der Übung verbracht haben, können Sie Hände und Füße auch hinter dem Rücken zusammenführen. Dabei berühren die Hände die Fußsohlen anstelle der Knie. Wechseln Sie auch hier zwischen gleichseitigen und überkreuzenden Bewegungen ab, und variieren Sie zusätzlich das Zueinanderführen von Händen und Knien bzw. Füßen vor und hinter dem Körper.

SWITCHING-ÜBUNG AUS DER KINESIOLOGIE

Durch die Switching-Korrektur werden verschiedene Meridiane angeregt und ausgeglichen. Zusätzlich verbindet man mit dem ersten Teil der Übung die rechte und die linke Körperhälfte sowie die rechte und linke Gehirnhälfte miteinander. Mit dem zweiten Teil der Übung wird die Koordination von Oberkörper und Unterkörper verbessert. Über den dritten Teil der Übung erreichen Sie eine Verbesserung der Zusammenarbeit von Körpervorder- und Körperrückseite.

Meridian-Korrektur Niere 27: Reiben Sie mit Daumen, Zeigefinger und Mittelfinger einer Hand quer unter dem Schlüsselbein entlang über den Nierenpunkt 27 des Nierenmeridians. Mit der anderen Hand reiben Sie gleichzeitig quer über Ihren Bauchnabel. Reiben Sie ca. 30 Sekunden lang, und wechseln Sie danach die Hände.

Meridian-Korrektur Zentral-/Gouverneursgefäß: Mit Zeige- und Mittelfinger reiben Sie Ihre Ober- und Ihre Unterlippe. Mit der anderen Hand reiben Sie gleichzeitig quer über den Bauchnabel. Nach ca. 30 Sekunden wechseln Sie die Hände.

Meridian-Korrektur Blasenmeridian: Mit einer Hand reiben Sie Ihr Steißbein, mit der anderen Hand quer über den Bauchnabel. Nach ca. 30 Sekunden wechseln Sie die Hände.

LANGLÄUFER

Mit dieser Übung regen Sie den Energiefluss zu den Augen und den Ohren an. Sie eignet sich bei allen Fehlsichtigkeiten und Augenkrankheiten. Zusätzlich wird die Atmung verbessert, und die beiden Gehirnhälften werden angeregt. Auch der Kreislauf kommt in Schwung.

Übungsanleitung

› Stellen Sie sich aufrecht, aber locker hin, Ihre Knie sind nicht ganz durchgestreckt.

› Schwingen Sie mit Ihren Armen locker vor und zurück. Wenn Sie den rechten Arm nach vorn führen, gehen Sie gleichzeitig mit dem linken Arm nach hinten. Danach schwingt der linke Arm nach vorn und den rechte Arm nach hinten.

› Pendeln Sie so mit den Armen hin und her, ohne dabei mit dem Körper zu wippen.

› Führen Sie diese Armbewegung 100-mal durch.

LIEGENDE ACHT

Die folgende Übung eignet sich ebenfalls hervorragend, um beide Gehirnhälften miteinander zu verbinden und die Dominanz einer Gehirnhälfte auszugleichen. Auch die Polaritäten in uns – der weibliche Teil (Passivität) und der männliche Teil (Aktivität) – werden ausgeglichen.

Übungsanleitung

- Zeichnen Sie mit einem beliebigen Finger auf Augenhöhe eine liegende Acht vor Ihrem Gesicht in die Luft.
- Verfolgen Sie den Finger mit Ihren Augen. Der Kopf sollte sich dabei nicht bewegen.
- Führen Sie diese Übung sehr langsam durch, damit die Augen der liegenden Acht in fließenden Bewegungen nachschauen können.
- Verfolgen Sie die liegende Acht neunmal. Beenden Sie die Bewegung in der Mitte, und lassen Sie Ihren Blick dann nach oben wandern, um die Lemniskate zu verlassen.
- Sie können auch eine Holzacht im Spielzeugladen kaufen und mit dieser trainieren. Dies hat den gleichen Effekt und wird häufig beim Sehtraining mit Kindern eingesetzt.

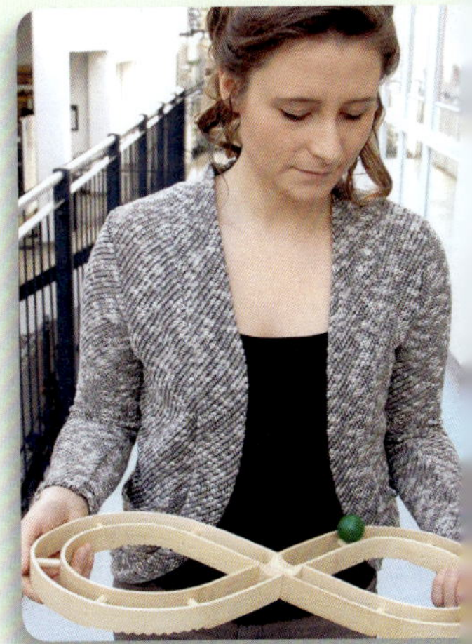

ZAUBERROHR

Diese Übung hilft, beide Gehirnhälften stärker am Sehvorgang zu beteiligen. Sie verbessert Ihre Fusion, das Vereinen der beiden Bilder von rechtem und linkem Auge zu einem räumlichen Bild. Sie fördert das Zusammenspiel beider Augen sowie beider Gehirnhälften und damit auch Ihr dreidimensionales Sehen.

Übungsanleitung

› Rollen Sie ein DIN-A4-Blatt längs zu einem Rohr zusammen, sodass Sie mit einem Auge gut hindurchschauen können. Sie können auch die Papprolle aus dem Küchenkrepp verwenden.

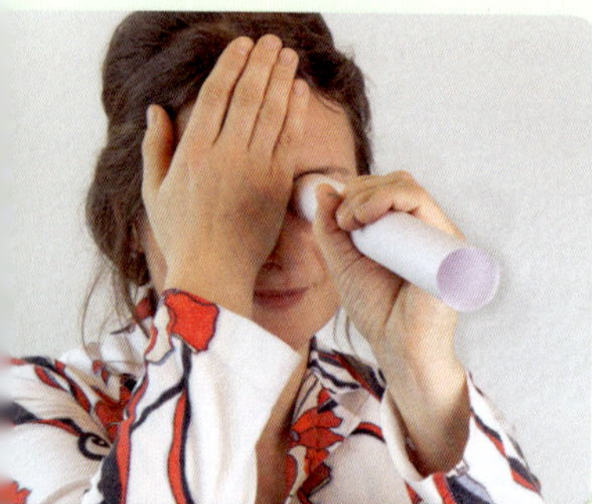

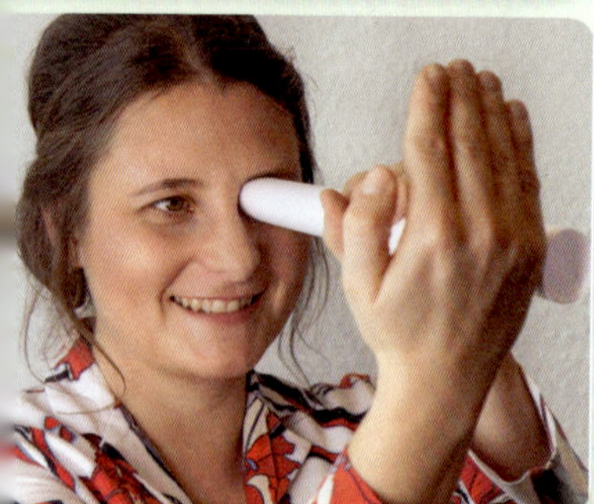

› Nehmen Sie das Rohr vor ein Auge, und schauen Sie auf ein vorher ausgewähltes Objekt. Das andere Auge decken Sie mit der Hand ab, es bleibt aber geöffnet.

› Sie schauen etwa eine halbe Minute durch das Rohr, sodass sich Ihr Gehirn das Bild gut einprägen kann. Atmen Sie dabei ganz entspannt.

› Fahren Sie nun mit der Hand, die Ihr Auge abdeckt, entlang der Papierrolle langsam ans andere Ende des Rohrs. Die offene Handfläche zeigt zu Ihnen.

› Mit dem anderen Auge schauen Sie weiter durch das Rohr.

› Was sehen Sie?

› Wenn Sie ungleich starke Augen haben, schauen Sie anfangs mit dem stärkeren Auge durch das Rohr.

AUGEN MALEN

Eine sehr interessante Erfahrung ist es, Kontakt mit Ihren Augen aufzunehmen und diese im Anschluss zu malen. Manche Personen können mit dieser Übung überhaupt nichts anfangen, doch mit ihrer Hilfe können Sie nicht nur die Verbindung zu Ihren Augen verbessern, Sie zeigen Ihren Augen auch, dass Sie ihnen Aufmerksamkeit schenken. Ein kleines Kind, das sich lauthals bemerkbar macht, wird, wenn man ihm seine Aufmerksamkeit schenkt, ruhiger. Es hat die Möglichkeit, sich mitzuteilen, und merkt, dass es ernst genommen wird. So ist es auch mit unseren Augen: Wenn wir ihnen Aufmerksamkeit schenken, anstatt immer nur von ihnen zu fordern, dass sie funktionieren, kann sich eine Veränderung einstellen. Die Augen brauchen nicht mehr mittels einer Krankheit zu »brüllen«.

Übungsanleitung

- Gestalten Sie sich einen gemütlichen Platz zum Wohlfühlen, und sorgen Sie dafür, dass Sie während der Übung nicht gestört werden.
- Nehmen Sie sich einen Spiegel zur Hand, und betrachten Sie sich darin. Schauen Sie sich liebevoll und freundschaftlich an. Nehmen Sie sich vollkommen an, ohne sich kritisch zu betrachten. Lächeln Sie sich an.
- Wenn Sie mögen, sagen Sie sich selbst, dass Sie sich lieben. (Das mag anfangs noch etwas schwerfallen und ungewohnt sein, doch Sie sind in einem geschützten Raum.)
- Sprechen Sie dreimal folgenden Satz: »Ich liebe dich, (Ihren Vornamen).«

- Schauen Sie sich dabei in die Augen! Begegnen Sie sich selbst in Ihren Augen.
- Lassen Sie sich Zeit. Tauchen Sie ein in die wunderbare Energie Ihres wahren Seins. Das Tor hierhin sind Ihre Augen!
- Legen Sie, wenn Sie es für richtig halten, den Spiegel zur Seite, und schließen Sie Ihre Augen.
- Gehen Sie mit Ihrer Aufmerksamkeit zu Ihrem rechten Auge.
- Spüren Sie Ihr rechtes Auge: Wie fühlt es sich an? Ist es schwer oder leicht? Rund oder kantig? Hat Ihr rechtes Auge eine Botschaft für Sie? Es kann sein, dass Ihnen Bilder gezeigt werden. Vielleicht hören Sie auch ein Wort oder einen Satz. Spüren Sie, wie es Ihrem rechten Auge im Moment geht!
- Öffnen Sie, wenn es für Sie stimmig ist, Ihre Augen, und malen Sie Ihr rechtes Auge, so, wie Sie es gerade gefühlt und erlebt haben. Wenn Sie mit dem Bild fertig sind, schreiben Sie darüber, dass es Ihr rechtes Auge ist, und fügen Sie das jeweilige Datum an.

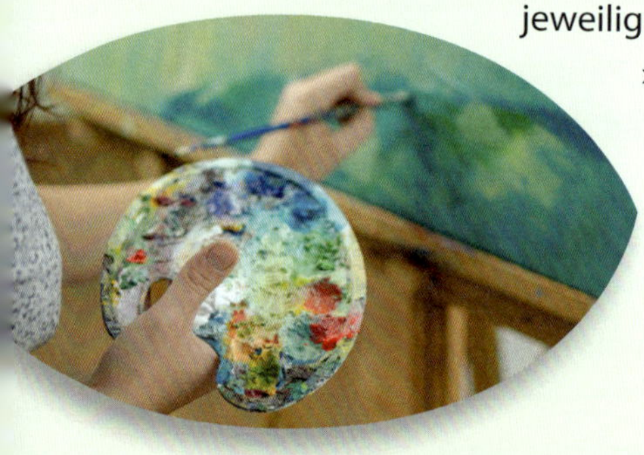

- Betrachten Sie sich nochmals im Spiegel. Blicken Sie sich in die Augen.

- Legen Sie den Spiegel zur Seite, und schließen Sie Ihre Augen erneut. Gehen Sie nun mit Ihrer Aufmerksamkeit zu Ihrem linken Auge. Spüren Sie Ihr linkes Auge: Fühlt es sich schwer oder leicht an? Rund oder kantig? Hat Ihr linkes Auge eine Botschaft für Sie? Fühlen Sie, wie es Ihrem linken Auge im Moment geht!
- Öffnen Sie nun wieder Ihre Augen, und malen Sie Ihr linkes Auge, so, wie Sie es gerade gefühlt und erlebt haben.
- Wenn Sie mit dem Bild fertig sind, schreiben Sie darüber, dass es Ihr linkes Auge ist, und fügen Sie ebenfalls das jeweilige Datum an.

Diese Übung können Sie nach ein paar Monaten wiederholen, um zu erfahren, welche Fortschritte die Augen gemacht haben. Deshalb ist es sinnvoll, das Datum anzufügen.

Blindheit

Einige Augenkrankheiten haben die Folge eines totalen Sehverlustes. Als blind bezeichnet man zum einen Personen, die überhaupt kein Licht wahrnehmen können, aber auch Personen mit einer sehr geringen Sehleistung. So definiert die WHO verschiedene Stufen, die den Grad der Blindheit definieren. Ab der Stufe 4 spricht man von einer praktischen oder »gesetzlichen Blindheit«. Dies bedeutet, dass das Sehvermögen 2 % oder weniger beträgt. Der Betroffene kann zwar Licht wahrnehmen, sich aber ohne fremde Hilfe in einer ihm unbekannten Umgebung kaum orientieren. Die Stufe 5 bezeichnet Personen, die überhaupt keine Lichtwahrnehmung besitzen. Bei ihnen spricht man von einer absoluten Blindheit.

MÖGLICHE URSACHEN FÜR BLINDHEIT

Angeborene Blindheit:

- Schockzustände der Mutter in der Schwangerschaft
- karmische Ursachen aus früheren Leben
- mit ins Leben gebrachtes Schwarz-weiß-Denken (Farbenblindheit)
- Die Seele möchte sich nicht durch die Wahrnehmung der Augen täuschen lassen, denn das Wesentliche sieht man nur mit dem Herzen, wie der kleine Prinz uns lehrt.

Durch eine Augenkrankheit oder einen Unfall erworbene Blindheit:

- Unfall
- Medikamente

Unsere Augen haben sich im Laufe der Evolution zu unseren wichtigsten Sinnesorganen entwickelt. Alles, was Sie mit Ihren Augen aufnehmen, lenkt Ihr Verhalten über Ihr Unterbewusstsein und beeinflusst Ihre Emotionen. Vorhandene Glaubensmuster lassen Sie nichts anderes in Ihrer Außenwelt erkennen, als das, was ihnen entspricht. Häufig bewerten Sie Ihre Mitmenschen und Ihre Umgebung nach deren Aussehen. Die restlichen Sinne werden außer Acht gelassen, weil der Sehsinn alle anderen Sinne dominiert. Dies fängt schon bei der Ernährung an. Sieht etwas lecker aus, essen wir es lieber. Der ein oder andere Mensch lässt sich dadurch leicht täuschen. Achten Sie auf Ihre Intuition, und lassen Sie sich nicht verführen. Wir leben in einer Gesellschaft, in der in der Regel nur das geglaubt wird, was man »mit eigenen Augen« gesehen hat. Das Bauchgefühl, die Intuition, das Herz wird gar nicht gefragt. Hauptsache, die Optik stimmt.

Es kann sein, dass ein Mensch sich in vorangegangenen Leben zu sehr auf seinen visuellen Sinn verlassen hat. Er hat viel Wert auf Äußerlichkeiten gelegt und ist dadurch nicht seiner Bestimmung nachgekommen. Durch eine Inkarnation als Blinder kann er nun seine restlichen Sinne schärfen und die Welt ganz anders wahrnehmen. Er wird förmlich dazu gezwungen, sich mithilfe der restlichen Sinne in der Welt zurechtzufinden.

Auf diese Weise lässt er sich nicht durch Äußerlichkeiten oder Oberflächlichkeiten ablenken oder täuschen. Dies ist eine große Herausforderung mit zahlreichen Wachstumschancen für die Seele.

An dieser Stelle möchte ich etwas einfügen, was ich bislang noch nicht dargelegt habe. Augentraining ist effektiv und hilft – allerdings weiß man nie, was sich eine Seele selbst als Lernaufgabe gewählt hat. In dem oben beschriebenen Fall könnte man noch so viel trainieren oder mit Farben und Licht arbeiten – wenn es gegen die Lernaufgabe der Seele geht, wird sich die Sicht nicht verbessern. Ein Mensch, der von Geburt an blind ist, hat seine anderen Sinne so verfeinert, dass er eine ganz andere Wahrnehmung hat. Von solchen Menschen können wir unendlich viel lernen, denn sie können uns zeigen, wie wertvoll die anderen Sinne sind.

Karmische Ursachen (Wechselwirkungen aus früheren Inkarnationen mit sich selbst oder mit anderen Personen)

Auch zahlreiche andere Begebenheiten können dazu führen, dass eine Person es sich aussucht, blind geboren zu werden. Das können Wechselwirkungen in früheren Leben sein, in denen sie bspw. einer anderen Person das Augenlicht genommen hat (ein Unfall o. Ä.). Im Laufe der Inkarnationen kommt alles, was man anderen Personen angetan hat, wieder zu einem zurück. Findet der Ausgleich nicht innerhalb derselben Inkarnation statt, dann bietet sich die Chance dazu in einer der nächsten Inkarnationen – und zwar in gleicher Schwere. Dies ist ein göttliches

Gesetz, das bereits in der Bibel genannt wird: »Auge um Auge, Zahn um Zahn.« Dieser Spruch soll natürlich nicht als Freibrief verstanden werden, im Namen der Gerechtigkeit Ungutes zu verrichten!

Farbenblindheit

Manche Personen nehmen auch keine Farben wahr, obwohl sie hell und dunkel unterscheiden können. In diesem Fall sind die Zapfen der Netzhaut in ihrer Funktion gestört, lediglich die Stäbchen der Netzhaut, die für das Hell- und Dunkelsehen zuständig sind, funktionieren. Die Zapfen befinden sich vorwiegend in der Mitte der Netzhaut und nehmen zum Rand hin ab. Daher kann ein Mensch mit völliger Zapfenblindheit weder Farben erkennen, noch sieht er mit dem Zentrum der Netzhaut. Die Sehleistung ist also stark herabgesetzt, und der Farbenblinde ist in der Regel sehr blendempfindlich. Gekoppelt ist diese Augenerkrankung meist mit einem sogenannten Nystagmus (Augenzittern). Durch das ständige Hin- und Herspringen der Augen versucht der Betroffene, die Gesichtsfeldausfälle, die durch die Zapfenblindheit entstehen, auszugleichen und so ein komplettes Bild zu erhalten.

Schwarz-weiß-Denken

Ein Grund, aus dem sich eine Seele dazu entscheiden kann, eine Inkarnation als farbenblinde Person zu durchleben, ist der Wunsch, das Schwarz-weiß-Denken hinter sich zu lassen. Sie erhält in dieser Inkarnation nie die Möglichkeit, Farben wahrzunehmen, für sie gibt es nur Licht oder Dunkelheit, nur Ja oder Nein. Es werden keine Kompromisse gemacht, auch wenn dies den eigenen Gefühlen entgegensteht. Die Person macht im Leben keinerlei Zugeständnisse, selbst wenn sie sich dadurch ins eigene Fleisch schneidet. Sehr kritische Personen kennen nur Gewinner oder Verlierer, dazwischen gibt es für sie nichts. Dies kann – wenn man sich selbst gegenüber derart kritisch ist – großen Druck entstehen lassen. Eine Person, die mit dieser Augenerkrankung geboren wurde, hat im vorangegangenen Leben wahrscheinlich ein ausgeprägtes Schwarz-weiß-Denken an den Tag gelegt. Nun darf sie lernen, Farbe ins Leben zu bringen und Kompromisse einzugehen, Rücksicht auf andere Menschen zu nehmen und die Vielfalt der Möglichkeiten im Leben zu sehen. Auch diesem Weg gilt es, Hochachtung entgegenzubringen.

EMPFEHLUNGEN BEI (FARBEN-)BLINDHEIT

› Augenakupunktur
› Schwangerschaft und Geburt besprechen
› Schockzustände und Unfälle besprechen
› Farbe ins Leben bringen
› Farblichttherapie
› Farbpunktur
› Augenakupressur
› Palmieren
› Meridianklopfmassage mit dem Satz: »Ich befreie mich von allen negativen Glaubens- und Gefühlsmustern, die mein Augenlicht einschränken.«
› Entspannungsübungen
› Sichtweisen und Glaubensmuster überdenken

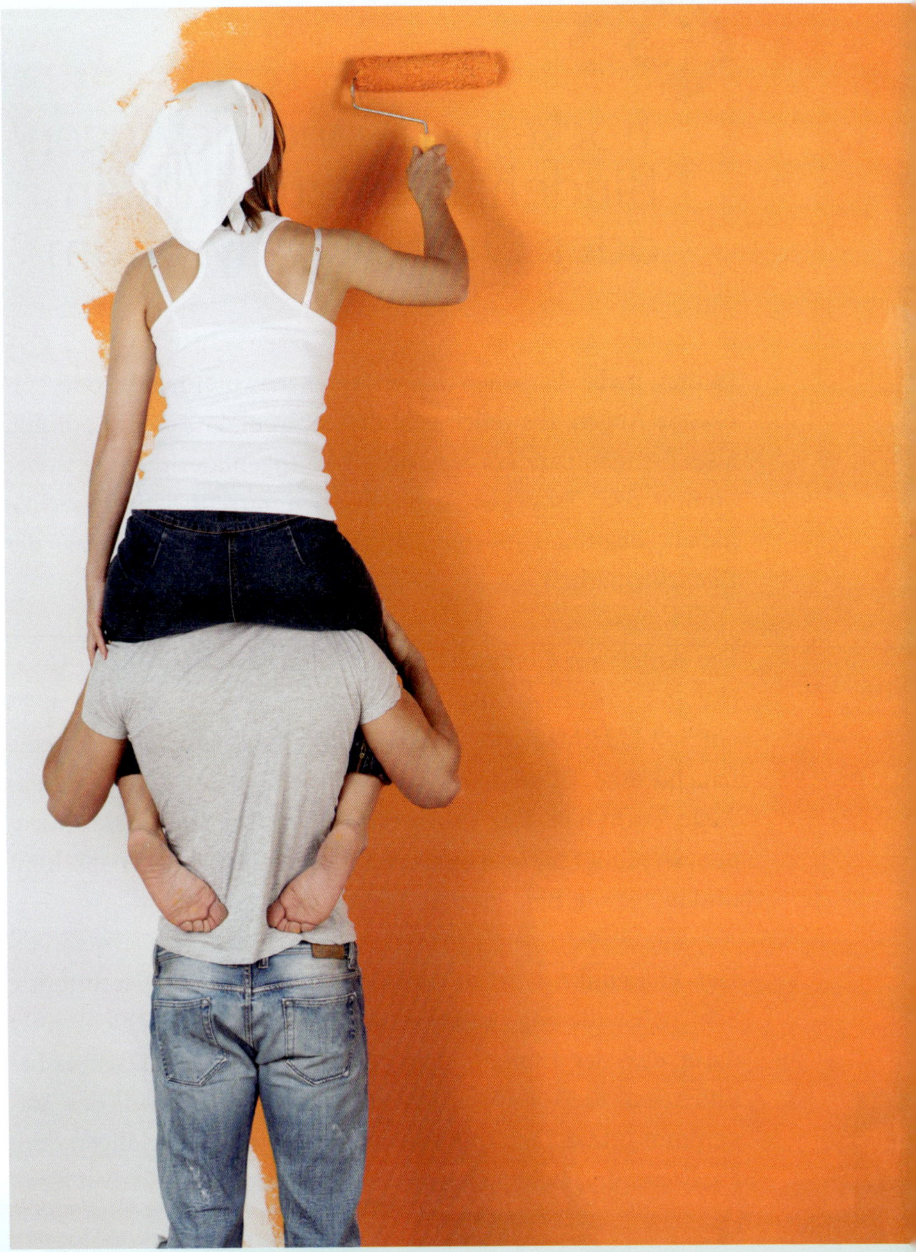

Trockene, brennende Augen/ Bindehautentzündungen oder Office-Eye-Syndrom

Immer mehr Personen haben trockene, brennende oder juckende Augen. Bisweilen geht dies so weit, dass es sich anfühlt, als habe man Sandkörner unter den Augenlidern. Doch woher kommt das? Trockene Augen können verschiedene Ursachen haben. Beginnen möchte ich mit einem großen Thema: der Bildschirmarbeit.

Die Arbeit am Computer ist die häufigste physikalische Ursache von trockenen Augen. Die Lidschlagrate sinkt von ca. 25 auf 5–7 Lidschläge pro Minute. Mit jedem Lidschlag wird eine hauchdünne Tränenfilmschicht auf dem Auge verteilt, die das Auge feucht hält. Der Tränenfilm hat auch noch weitere Aufgaben, so reinigt und desinfiziert er den vorderen Augenabschnitt und hält somit Bakterien und Viren vom Auge fern.

Der Tränenfilm wird in drei Bereiche eingeteilt. Die unterste Schicht ist die sogenannte Mucinschicht. Diese Schicht sorgt dafür, dass der Tränenfilm an der Hornhaut haftet. Darüber befindet sich die wässrige Schicht, die den Hauptanteil des Tränenfilms bildet. Der Tränenfilm schließt mit einem öligen Film ab. Diese ölige Schicht verhindert, dass die Flüssigkeit zu rasch verdunstet. Der Lidschlag des Menschen wird nicht reflexartig gesteuert, jedoch unbewusst durchgeführt. Infolge der unnatürlichen, starren Augenposition am Computer, verbunden mit der erhöhten Konzentration, wird die Lidschlagrate drastisch verringert. Auch die innere Anspannung und die flachere Atmung infolge einer gekrümmten Sitzposition sowie Stress und Leistungsdruck wirken sich auf den menschlichen Körper so aus, dass dieser das Blinzeln auf ein Minimum reduziert. Zusätzlich führt die trockene und staubige Büroluft dazu, dass der Tränenfilm rascher verdunstet.

Es gibt aber noch weitere Ursachen für trockene Augen. Zum Beispiel verändert sich die Zusammensetzung des Tränenfilms durch die Hormone. Hormonelle Schwankungen oder Veränderungen wie z. B. durch das Einnehmen der Antibabypille oder eine Schwangerschaft können ebenso zu trockenen Augen führen.

Auch das Trinkverhalten beeinflusst den Tränenfilm. Wenn jemand sehr wenig trinkt, werden seine Augen trocken, weil der Hauptanteil des Tränenfilms – die wässrige Schicht – sich verringert und das Auge nicht mehr ausreichend befeuchten kann.

Ein weiterer wichtiger Faktor ist das Tragen von Kontaktlinsen. Egal, ob Sie harte (formstabile) oder weiche Kontaktlinsen tragen, sie entziehen dem Auge Feuchtigkeit. Allerdings brauchen die weichen Kontaktlinsen wesentlich mehr Feuchtigkeit als die formsta-

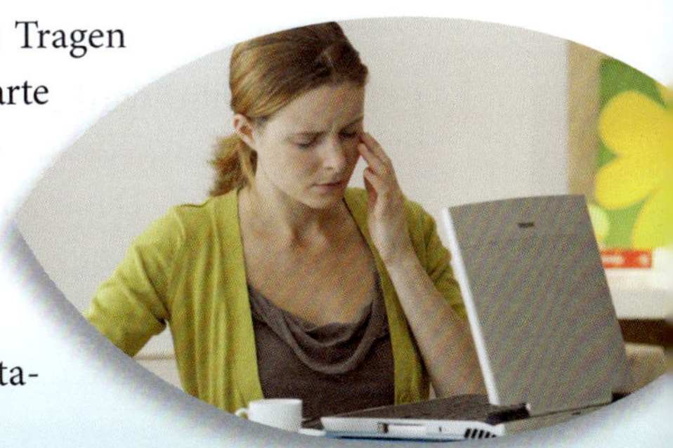

bilen. Diese Feuchtigkeit beziehen sie aus dem Tränenfilm, der den Augen dann nicht mehr ausreichend zur Verfügung steht.

Auch viele ältere Menschen leiden unter trockenen Augen, weil bei ihnen der ölige Anteil des Tränenfilms gestört ist. Der Tränenfilm reißt auf, und die Augen beginnen zu tränen. Dies ist also, anders, als man vermuten könnte, ein Zeichen von trockenen Augen.

Häufig ist es nicht nur eine Ursache, die zu trockenen Augen führt. Und auch hier können energetische Themen dahinterstehen.

MÖGLICHE URSACHEN VON TROCKENEN AUGEN

› unterdrückte Wut/unterdrückter Zorn
› ungeweinte Tränen
› unterdrückte Trauer

Thema Wut

In Zeichentrickfilmen werden verärgerte Figuren oft mit roten Augen oder hervortretenden Adern an den Augäpfeln dargestellt. Interessanterweise liegt darin sehr viel Wahrheit. Denn hinter trockenen Augen steht häufig eine große Wut. Meist wurde diese unterdrückt und nicht zugelassen oder es fehlte ein Ventil dafür. Dann äußert sie sich in Form von trockenen, geröteten, entzündeten Augen. Eine Entzündung ist immer ein akutes Zeichen von Zorn oder Wut. Da der Tränenfilm desinfizierende Eigenschaften besitzt, entzünden sich Hornhaut oder die Bindehaut bei einem gestörten Tränenfilm aufgrund trockener Augen schneller. Kommt es zu einer Bindehautentzündung, ist das wütend machende Thema aktuell so präsent, dass es Sie zum Explodieren bringen könnte. Fragen Sie sich also – falls Sie es noch nicht wissen –, WEN oder WAS Sie in Ihrem Leben nur mit zornigen Augen betrachten können oder was sonst Sie zornig macht! Hierin liegt der Schlüssel.

Ungeweinte Tränen und unterdrückte Trauer

Gerade bei älteren Menschen, bei denen trockene Augen anfangen zu tränen, wird deutlich, dass hier ungeweinte Tränen herausbrechen. Es ist auch nicht verwunderlich, dass dies so häufig bei älteren Personen auftritt. Denn diese sind in einer Gesellschaft aufgewachsen, in der die familiäre Nähe und Liebe nicht so ausgedrückt wurde, wie es heute der Fall ist. Tränen wurden oft geschluckt, anstatt ausgeweint zu werden. Dabei hat das Weinen einen stark reinigenden Effekt, denn dadurch werden die Emotionen verarbeitet, können ausgedrückt werden und belasten den Menschen nicht mehr. Wie ein Gewitter sich in Regen, Blitz und Donner entlädt, werden durch das Weinen innere Spannungen transformiert. Wenn diese ein Leben lang unterdrückt werden, ist es kein Wunder, dass die angestaute Wut, der Zorn und die Trauer sich in Form von tränenden, trockenen Augen (oder auch Leberproblemen) Bahn brechen. Gerade Männer haben sich in ihrer Kindheit oft Sätze anhören müssen wie »Ein Indianer kennt keinen Schmerz!«. Und leider leben wir immer noch in einer Gesellschaft, in der Personen, die ihre Emotionen zulassen, als peinlich oder schwach angesehen werden. Ich selbst habe das oft genug erlebt, denn ich kann und will meine Emotionen nicht unterdrücken. In zahlreichen Situationen habe ich negative Schwingungen in Weinen umgewandelt. Doch seitdem ich an und mit meinen Themen gearbeitet habe und alles durchlebt und nicht unterdrückt habe, brauche ich diese Art der Reinigung nicht mehr. Sie sind transformiert und bearbeitet. Es gibt nur noch selten Ereignisse, die mich zum Weinen bringen. Ich kann Ihnen nur empfehlen, durch diese Phasen einfach hindurchzugehen und sie bewusst zu erleben. Sie dürfen sich selbst dabei nicht bewerten und schlecht fühlen. Gehen Sie einfach hindurch – nach jedem Gewitter scheint wieder die Sonne. Es ist völlig normal, dass es im Leben nicht nur Friede, Freude, Eierkuchen gibt – nur wird uns das oft vorgegaukelt. Jeder Mensch durchlebt gute und schlechte Phasen im Leben. Dafür sind wir hier auf die Erde gekommen – um zu wachsen und uns zu entwickeln. Und wie jede Mutter weiß: Neues kann nur geboren werden, wenn man zuvor einen schmerzlichen Geburtsprozess durchlebt. Der Schmerz gehört immer dazu – er ist ein Naturgesetz, das der Mensch nur allzu gern umgehen möchte, jedoch niemals umgehen kann. Und wenn der Schmerz des Lebens unterdrückt und hinter einer Fassade versteckt wird, führt dies unweigerlich zu einer körperlichen Manifestation, die sich in Form einer Krankheit ausdrückt. Doch wenn ein Gefühl sich bereits auf der grobstofflichen Ebene manifestiert hat, wird es noch schwieriger, es zu transformieren.

EMPFEHLUNG BEI TROCKENEN AUGEN

- Blinzeln
- Blinzelübungen
- viel trinken
- 1 TL Leinöl am Tag einnehmen
- Leinöl abends auf die geschlossenen Augenlider auftragen
- Augenkompressen und -bäder
- Augenkompressen mit Augentrost
- Akupunktur
- Farbpunktur
- Palmieren
- Luftfeuchtigkeit im Raum erhöhen
- energetische Ursachen lösen
- Kummer und Sorgen sowie Wut und Zorn nicht unterdrücken, sondern evtl. über eine sportliche Aktivität ausleben
- Kompressen für die Augen aus warmen Kamillenteebeuteln
- Schüßlersalz Nr. 4 D6 hilft bei Augenentzündungen

Augentropfen, künstliche Tränen, Tränenersatzmittel

Viele Menschen greifen bei trockenen Augen zu Augentropfen. Ich empfehle dies nicht. Denn das Verwenden von Augentropfen wird zwar zunächst als sehr angenehm empfunden, jedoch ändert es nichts am Verhalten – ganz im Gegenteil. Wenn Sie Ihre Augen ständig künstlich benetzen, neigen Sie dazu, noch weniger Lidschläge zu machen. Es ist ein Teufelskreis, denn dies führt dazu, dass Sie in immer kürzeren Abständen tropfen und der Körper sich nicht mehr auf natürliche Weise reguliert. Besser ist es, darauf zu achten, dass Sie öfter blinzeln, die fehlende Flüssigkeit durch viel Trinken wieder aufbauen und den öligen Teil des Tränenfilms durch die gezielte Einnahme eines hochwertigen Leinöls unterstützen. Wenn die Augen stark gerötet und entzündet sind, helfen warme Kompressen mit Kamillenteebeuteln sehr gut dabei, die entzündete Bindehaut zu beruhigen.

BLINZELN

Die Übung befeuchtet Ihre Augen auf angenehme Weise. Ihre Augen können sich entspannen, und der starre Blick (durch konzentrierte Bildschirmarbeit) wird gelöst. Das Blinzeln ist eine sehr einfache Übung und kann ständig angewendet werden. Häufiges Blinzeln kann geröteten und entzündeten Augen helfen, sich wieder zu normalisieren.

Übungsanleitung

› Blinzeln Sie einige Male ganz schnell hintereinander.
› Wenn Sie es schaffen, üben Sie zunächst einzeln mit den Augen.
› Blinzeln Sie nun mit beiden Augen.
› Schließen Sie jetzt die Augen, und stellen Sie sich einen Schmetterling vor. Beobachten Sie ihn, wie er ganz sanft seine Flügel bewegt.
› Blinzeln Sie nun ganz langsam sechsmal, und stellen Sie sich dabei diesen Schmetterling vor. Versuchen Sie, so sanft wie ein Schmetterlingsflügelschlag zu blinzeln.
› Öffnen Sie Ihre Augen, und blinzeln Sie nochmals langsam sechsmal.
› Wiederholen Sie diese Übung mindestens halbstündlich.

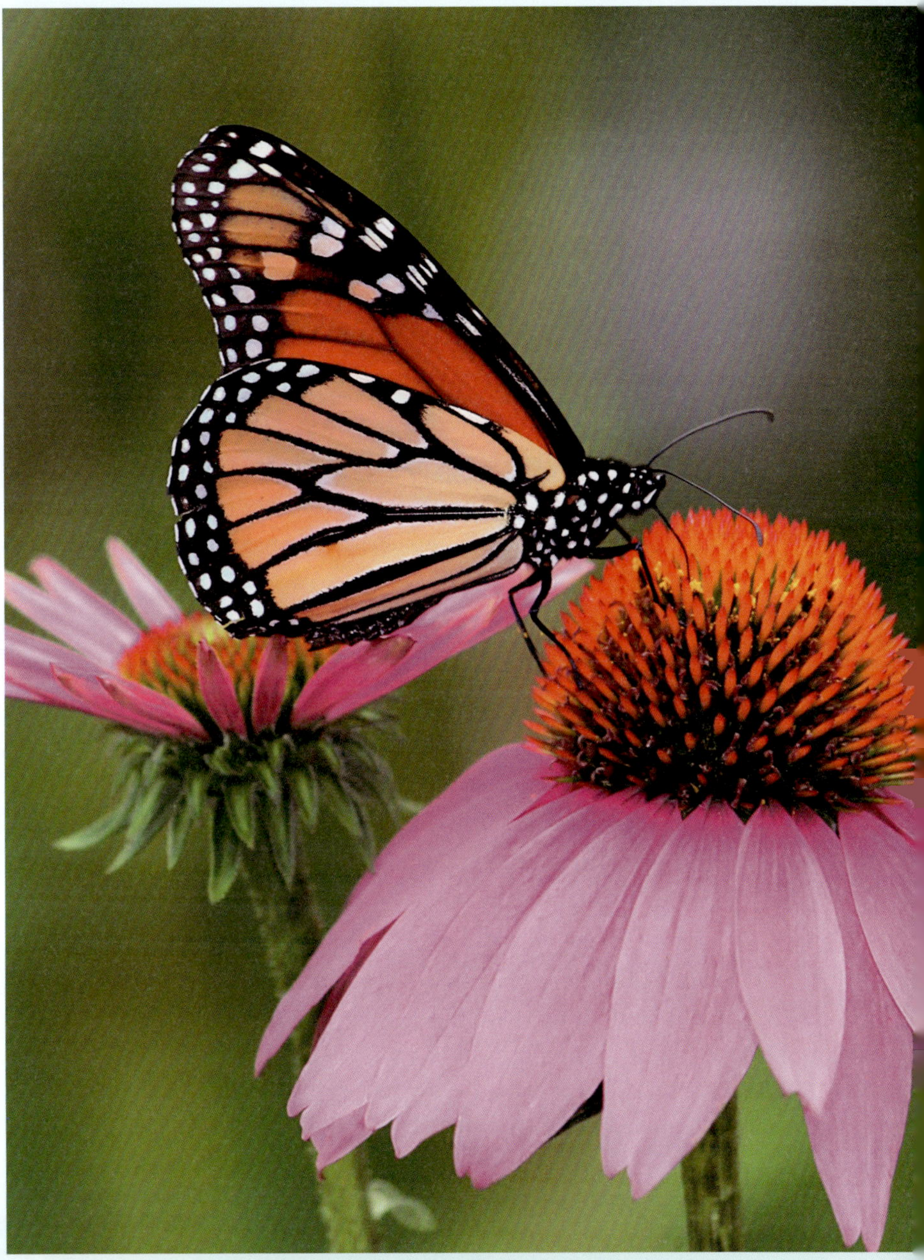

TRAINIEREN DER AUGENBEWEGLICHKEIT

Durch den starren und konzentrierten Blick bei der Bildschirmarbeit reduziert sich nicht nur die Lidschlagfrequenz, wodurch die Augen zunehmend trockener werden. Auch die Augenmuskeln verspannen sich, und die Augen können sich nicht mehr so flink bewegen. Umgreifen Sie doch einmal mit einer Hand einen Finger der anderen Hand, und halten Sie diesen für 30 Sekunden so fest wie möglich. Danach öffnen Sie beide Hände, und fühlen Sie in die Hand hinein, mit der Sie den Finger festgehalten haben. Diese Hand lässt sich nicht mehr so leicht öffnen wie die andere Hand.

Dasselbe geschieht bei der Bildschirmarbeit mit Ihren Augenmuskeln. Nicht nur die inneren Augenmuskeln sind dabei permanent angespannt, auch die äußere Augenmuskulatur verspannt sich (sowie oft auch Rücken- und Nackenmuskulatur). Diese Verspannungen übertragen sich von den sechs äußeren Muskeln auf den Augapfel. Denn die Augenmuskeln sind sehr stark – der Augapfel hingegen ist eine Kugel von nur 7 g, die leicht verformbar ist. Wird der Augapfel in seiner Länge um nur 1 mm verformt, entsteht eine Fehlsichtigkeit von 3 Dioptrien!

Übungsanleitung

› Mit folgender Übung können Sie die angespannte äußere Augenmuskulatur spielerisch lockern. Betrachten Sie dieses Bild.

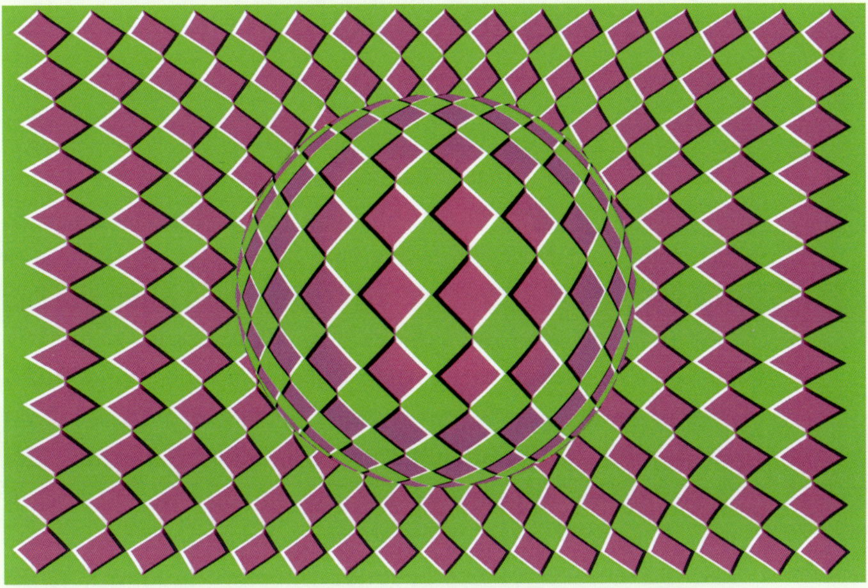

› Können Sie wahrnehmen, dass sich das Bild bewegt? Wenn ja, ist das ein sehr positives Zeichen – dann machen Ihre Augen viele kleine Bewegungen beim Betrachten des Bildes. Wenn Sie hingegen keine oder nur eine ganz leichte Bewegung wahrnehmen, zeigt Ihnen dies, dass Ihre Augenmuskulatur verkrampft ist. Dann können Sie mit diesem Bild trainieren.

› Wandern Sie mit Ihren Augen über das Bild. Je mehr Sie Ihre Augen bewegen, desto schneller bewegt sich das Bild.

› Probieren Sie dies doch auch einmal nach einer langen Phase der Bildschirmarbeit aus. Vergleichen Sie Ihre Wahrnehmungen zwischen einem entspannten Zustand und einer Phase großer Anspannung.

Glaskörpertrübungen/ Mouches volantes

Viele Menschen sehen zeitweise oder auch permanent kleine schwarze Fusseln vor ihrem Blickfeld herumfliegen. Es handelt sich dabei um Rückstände, die sich im Glaskörper des Auges befinden. Diese Rückstände trägt jeder von uns mit sich herum. Dies geht auf die Entwicklung des Auges im Mutterleib zurück. Die Augenlinse wird dort über eine Ader versorgt, die sogenannte *Arteria hyaloidea.* Diese bildet sich zurück, sobald die Augenlinse die Nährstoffe aus dem Kammerwasser bezieht. Manchmal verbleiben Überreste dieser Arterie im Glaskörper, und diese schwimmen dann in der gallertartigen Masse umher. Oft werden sie überhaupt nicht wahrgenommen, es sei denn, man schaut eine weiße Fläche an. Dann erscheinen Sie als schwebende schwarze Pünktchen oder Fusseln. In Phasen, in denen Sie großem Stress ausgesetzt sind oder Ihr Körper durch falsche Ernährung stark übersäuert ist, werden diese »Mouches volantes« (franz., »fliegende Mücken«) stärker. Sie sind ein Warnsignal des Körpers an Sie, besser auf sich zu achten.

MÖGLICHE URSACHEN FÜR MOUCHES VOLANTES

- Stress
- falsche Ernährung
- Übersäuerung des Körpers
- wenig Bewegung

Zunächst sollte durch einen Augenarzt abgeklärt werden, ob es sich wirklich »nur« um Mouches volantes handelt, denn auch Schäden an der Netzhaut zeigen sich in schwarzen Flecken.

Warum sind gerade in stressigen Phasen die Mouches volantes stärker sichtbar? Wie ich bereits erwähnt habe, geschehen etwa 80 % der Bildverarbeitung im Gehirn. Das bedeutet, dass Ihr Gehirn die Mouches volantes sehr wohl einfach ausblenden kann. Bei starker Belastung allerdings gelingt dies immer weniger, denn Ihr Körper ist angespannt und überlastet, und das Gehirn muss sehr viel ausgleichen. Dies funktioniert jedoch nur bis zu einem gewissen Grad, weil dieser Ausgleich Sie sehr viel Energie kostet, die Sie eigentlich für andere Dinge benötigen. Wenn dem Sehzentrum im Gehirn die Energie fehlt, können die Schatten der fliegenden Mücken nicht mehr ausgeblendet werden.

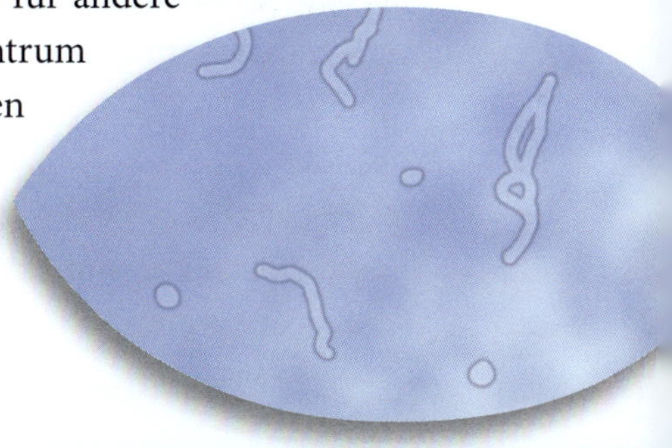

Dass die Mouches volantes stärker werden, wenn Ihr Säure-Basen-Haushalt nicht in Ordnung ist, liegt daran, dass sich die Zusammensetzung des Kammerwassers mit der Ernährung ändert. Das Auge ist im vorderen Bereich mit Kammerwasser angefüllt. Eine Aufgabe dieses Kammerwasser ist es, Schlackenstoffe aus dem Augapfel zu transportieren. Das Kammerwasser wird in den Fortsätzen des Ziliarmuskels immer wieder neu gebildet. Durch falsche bzw. übersäuerte Ernährung ändert sich zum einen der Brechungsindex des Kammerwassers, zum anderen können infolge einer ungesunden Ernährung und Lebensweise auch größere Stoffwechselbausteine im Kammerwasser herumschwimmen, die sich dann ebenfalls als kleine Punkte oder Fusseln zeigen. Kommt dann Stress hinzu, kann das Gehirn diese nicht mehr ausblenden.

Der seelische Hintergrund ist meist, dass man auf etwas oder jemanden »sauer ist« – und zwar so sehr, dass die klare Sicht auf die Dinge vernebelt ist. Auch kann es sein, dass die betroffene Person in bestimmten Bereichen im Leben schwarzsieht. Dies drückt sich in den schwebenden schwarzen Flecken aus. Je stärker und größer die Mouches volantes sind, desto belastender ist dieses Thema im Leben.

EMPFEHLUNGEN BEI MOUCHES VOLANTES

› Entschlackung und Entgiftung
› Aroniabeerensaft
› viel Bewegung
› viel Palmieren
› Stress vermeiden (Ursachen beheben)
› Vorstellungskraft trainieren

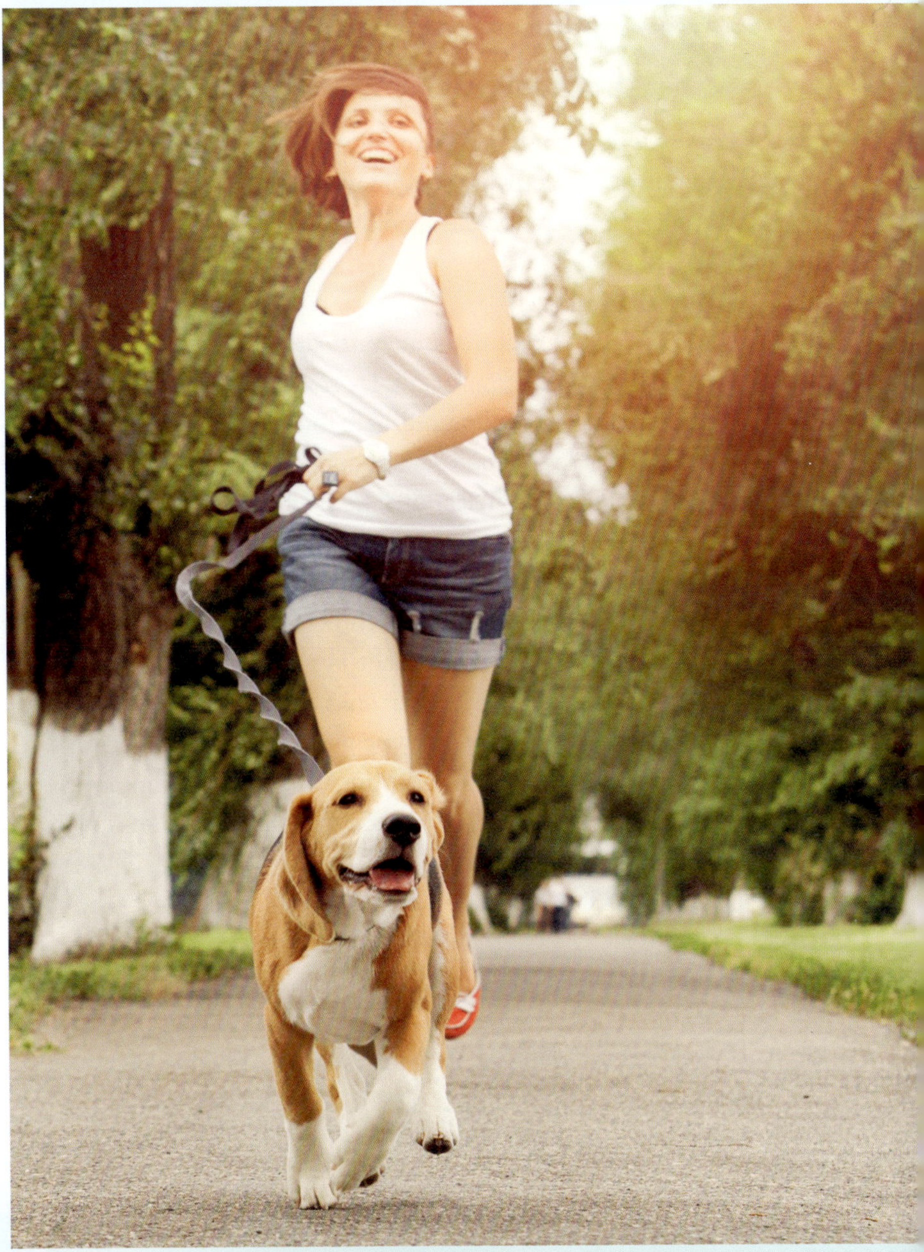

AUGENBALANCE

Diese Übung können Sie im Sitzen oder Stehen durchführen. Sie kommt aus der Kinesiologie und bringt – wie der Name der Übung schon sagt – die Augen in Balance.

Übungsanleitung

- Reiben Sie mit Daumen und Mittelfinger einer Hand die Endpunkte des Nierenmeridians. Diese Punkte befinden sich in der kleinen Vertiefung unterhalb Ihres Schlüsselbeins.
- Die andere Hand legen Sie auf den Bauchnabel und reiben sanft mit der ganzen Handfläche hin und her.
- Gleichzeitig blicken Sie mit Ihren Augen zunächst geradeaus.
- Dann bewegen Sie den Blick nach oben, zurück zur Mitte, dann nach unten und wieder zurück zur Mitte.
- Sie kehren nach jeder Blickrichtung in die Mitte zurück. Blicken Sie nun von rechts nach links und schließlich von rechts oben nach links unten und von links oben nach rechts unten.
- Kehren Sie schließlich wieder zur Mitte zurück. Nehmen Sie wahr, welche Blickrichtungen Spannungen in Ihren Augen erzeugen.
- Wechseln Sie die Hände, und wiederholen Sie diese Übung auf die gleiche Weise.
- Jetzt kreisen Sie mit den Mittelfingern etwa 1 cm rechts und links neben der Halswirbelsäule auf Höhe des obersten Halswirbels. Währenddessen blicken Sie wieder in alle oben genannten Richtungen. Wenn Sie merken, dass die Verspannung bei einer Blickrichtung größer geworden ist, massieren Sie so lange, bis Sie eine Erleichterung fühlen können.

VERBINDUNG DER AUGEN MIT DER LEBER

Das den Augen zugeordnete Organ ist die Leber. Wenn Sie die Augen in Gedanken mit ihrem Ursprungsorgan verbinden, fühlen jene sich geborgen – wie ein Kind in den Armen der Eltern. Die Augen bekommen dadurch die Möglichkeit, sich zu erholen. Aus dem Qi Gong ist bekannt, dass jedes Organ einen Klang hat, mit dem man es aktivieren kann. Der Laut der Leber heißt: »Tshiiii.«

Übungsanleitung

› Führen Sie diese Übung im Liegen durch.

› Atmen Sie mehrmals tief ein und wieder aus. Flüstern Sie ein lang gezogenes »Tshiiii« beim Ausatmen.

› Verbinden Sie sich mit Ihrer Leber, und blicken Sie liebevoll in ihre Richtung.

› Führen Sie diesen Vorgang neunmal durch, und stellen Sie dabei eine Verbindung von Ihren Augen zu Ihrer Leber her.

› Dann stellen Sie sich vor, dass die Augen beim Ausatmen erst nach innen und dann nach unten in die Leber »wandern«. Stellen Sie sich vor, wie die Leber die Augen mit offenen Armen empfängt und in die Arme schließt. Dadurch werden Ihre Augen gestärkt.

› Atmen Sie nun tief ein und wieder aus. Stellen Sie sich vor, dass Ihren Augen durch das Atmen neue heilsame Energie zur Verfügung steht.

› Praktizieren Sie diese Übung mit Ihrer vollen Gedankenkraft. Es bedarf ein wenig Zeit, sich die Verbindung kraftvoll vorzustellen. Je länger Sie üben, desto leichter wird Ihnen dies fallen, und umso positiver wirkt es sich auf Ihre Augen aus. Beginnen Sie mit 5 Minuten, nach einiger Zeit kann die Übungsdauer auf 15 Minuten gesteigert werden.

YAMA TAKA ANTH PHAT

Diese Übung stammt aus dem Schamanismus. Sie dient dem Loslassen von Stress und hilft Ihnen somit, sich freier und leichter zu fühlen.

Übungsanleitung

- Sie sprechen die Worte »Yama Taka Anth Phat«.
- Währenddessen klopfen Sie von unten nach oben am Körper entlang: bei »Yama« an die Schienbeine, bei »Taka« an die Oberschenkel, bei »Anth« über Kreuz auf die Brust, und bei »Phat« werden die Arme zum Himmel gestreckt.
- Beginnen Sie langsam, und werden Sie dann immer schneller. Üben Sie insgesamt ca. 2–5 Minuten.
- Die Übersetzung lautet: »Ich lasse mich los«

YAMA	TAKA	ANTH	PHAT
Ich	lasse	mich	los
Füße/Schienbeine	Oberschenkel	Herz	Arme nach oben

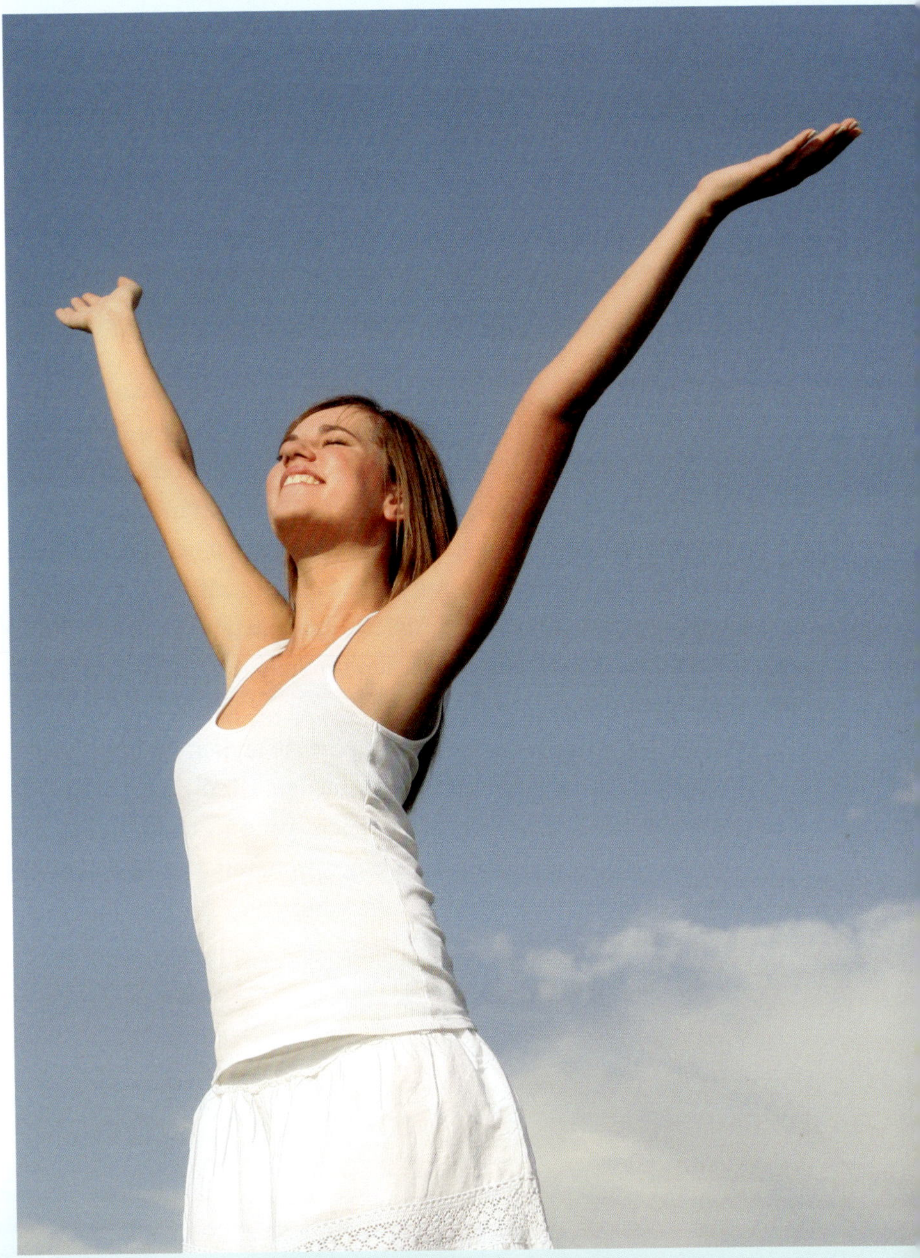

Allgemeine Empfehlungen

SHAOLIN-AUGENTRAINING

Die folgenden Augenübungen stammen von den Shaolin-Mönchen. Anfangs habe ich mich zugegebenermaßen vor dieser langen Übung gescheut. Doch als ich sie mit meinem ersten Schüler im Freien durchführte, begann sie, mir Spaß zu machen. Daher empfehle ich, die Übung mit mehreren Leuten oder mindestens zu zweit durchzuführen. Auf diese Weise macht sie gleich mehr Freude, und Sie bleiben motiviert, den ganzen Prozess zu Ende zu bringen. Die Übungen werden im Stehen in der freien Natur durchgeführt.

Am besten wirkt die Übung, wenn Sie sie täglich morgens praktizieren. Beginnen Sie zunächst mit den Übungen 1, 7 und 8. Nach ein bis zwei Wochen täglichen Trainings führen Sie zusätzlich Übung 2 durch, nach einer weiteren Woche Übung 3 usw., bis Sie schließlich alle acht Übungen in der Reihenfolge trainieren.

Übungsanleitung

Übung 1: Blätter zählen

› Stellen Sie sich in einer angenehmen Entfernung vor einen Baum oder Strauch, und zählen Sie seine grünen Blätter mit den Augen. Beginnen Sie mit 50 Blättern, und steigern Sie die Anzahl gleichmäßig bis 300 (jeden Tag einige Blätter mehr).

Übung 2: Rollende Sterne

› Rollen Sie Ihre Augen in großen Kreisen (so groß wie möglich). Beschreiben Sie 10 Kreise in eine Richtung, 10 Kreise in die andere.

Übung 3: Wütende Augen

› Öffnen Sie beide Augen so weit wie möglich, dann schließen Sie sie so fest wie möglich. Dies führen Sie ebenfalls zehnmal durch.

Übung 4: Nah und fern

› Starren Sie einige Sekunden lang auf ein entferntes Objekt. Anschließend starren Sie einige Sekunden lang auf ein Objekt in Ihrer Nähe. Wiederholen Sie diese Übung ebenfalls zehnmal.

Übung 5: Das Eine fixieren

› Starren Sie sanft, mit bewegungslosen Augen, auf einen Punkt in etwa 2–4 m Entfernung, solange es Ihnen möglich ist (das kann von einigen Sekunden bis zu einigen Minuten dauern). Am Anfang werden Ihre Augen wahrscheinlich müde werden oder wehtun, eventuell sogar tränen. Das ist nicht schlimm, sondern Teil der Besserung.

› Wenn Sie anfangs nur kurz starren können, wiederholen Sie die Übung einige Male. Sobald sich Ihre Sicht verändert, können Sie bequem einige Minuten lang unbewegt auf einen Punkt starren.

Übung 6: Den Geist nähren

› Schließen Sie ganz sanft die Augen, und lassen Sie Ihr Chi (die Lebensenergie) Ihre Augen und Ihren Geist nähren. Am Anfang kann es sein, dass die Augen dabei leicht jucken.

Übung 7: Punktmassage

› Massieren Sie Ihr Gesicht mit beiden Handflächen.
› Massieren Sie mit den Fingern die Energiepunkte um die Augen, an der Nasenwurzel, an den Schläfen (diese mit der unteren Hälfte der Handflächen) und hinter den Ohren.
› Die Energiepunkte sind dieselben wie bei der Augenmassage. Wenn Sie nicht genau wissen, wo die Punkte liegen, massieren Sie einfach Ihr Gesicht, um Ihre Augen und um Ihre Ohren herum.

Übung 8: Himmlische Trommeln

› Verschließen Sie Ihre Ohren fest mit den Handflächen, und trommeln Sie gleichzeitig mit den Fingern 24-mal auf den Hinterkopf.

STRECKEN – GÄHNEN – HÄNGENLASSEN

Diese Bewegungs- und Dehnungsübung hilft bei allen Fehlsichtigkeiten. Aber da sie sich sehr entspannend auf den Körper und die Augen auswirkt, empfehle ich sie auch allen Personen, die sich allgemein gestresst fühlen oder Druck in ihrem Leben empfinden. Besonders hilfreich ist sie bei Glaukom wie auch bei Mouches volantes.

Achtung: Führen Sie die Übung nur durch, wenn bei Ihnen keine (Hals-)Wirbelsäulenbeschwerden vorliegen.

Übungsanleitung

› Stellen Sie sich locker hin. Die Füße stehen hüftbreit auseinander.

› Strecken Sie sich ausgiebig. Gähnen Sie herzhaft und laut.

› Anschließend lassen Sie Kopf und Schultern hängen und gehen, soweit es für Sie angenehm ist, nach unten. Die Wirbelsäule hängt nach vorn durch.

› Schütteln Sie nun Kopf und Arme ganz locker aus.

› Nehmen Sie in dieser Position mit der rechten Hand Ihr linkes Handgelenk, und dehnen Sie es sanft nach unten, sodass Sie die Dehnung bis in die Wirbelsäule spüren.

› Führen Sie diese Dehnung anschließend mit der anderen Hand durch.

› Achten Sie darauf, dass der Kopf und die Schultern immer locker nach unten hängen.

› Richten Sie sich nun wieder ganz langsam auf – Wirbel für Wirbel. Der Kopf und die Schultern bleiben hängen, bis die Wirbelsäule wieder ganz aufgerichtet ist.

› Wenn Ihr Kopf und Ihre Schultern wieder oben sind, strecken Sie sich nochmals, und gähnen Sie.

Beim Gähnen können sich die Gesichtsmuskeln weiten und entspannen. Dadurch entspannen sich auch die Augenmuskeln. Es wird vermehrt Sauerstoff zugeführt. Die Übung dient auch zur Streckung und Lockerung der gesamten Wirbelsäule und der Halswirbelsäule. Der Körper, der Kopf und die Augen werden gut durchblutet. Es ist empfehlenswert, beim Gähnen nicht die Hand vor den Mund zu halten, auch wenn uns dies so anerzogen wurde. Dadurch unterdrücken wir aber das Gähnen, und es ist nicht so wirkungsvoll.

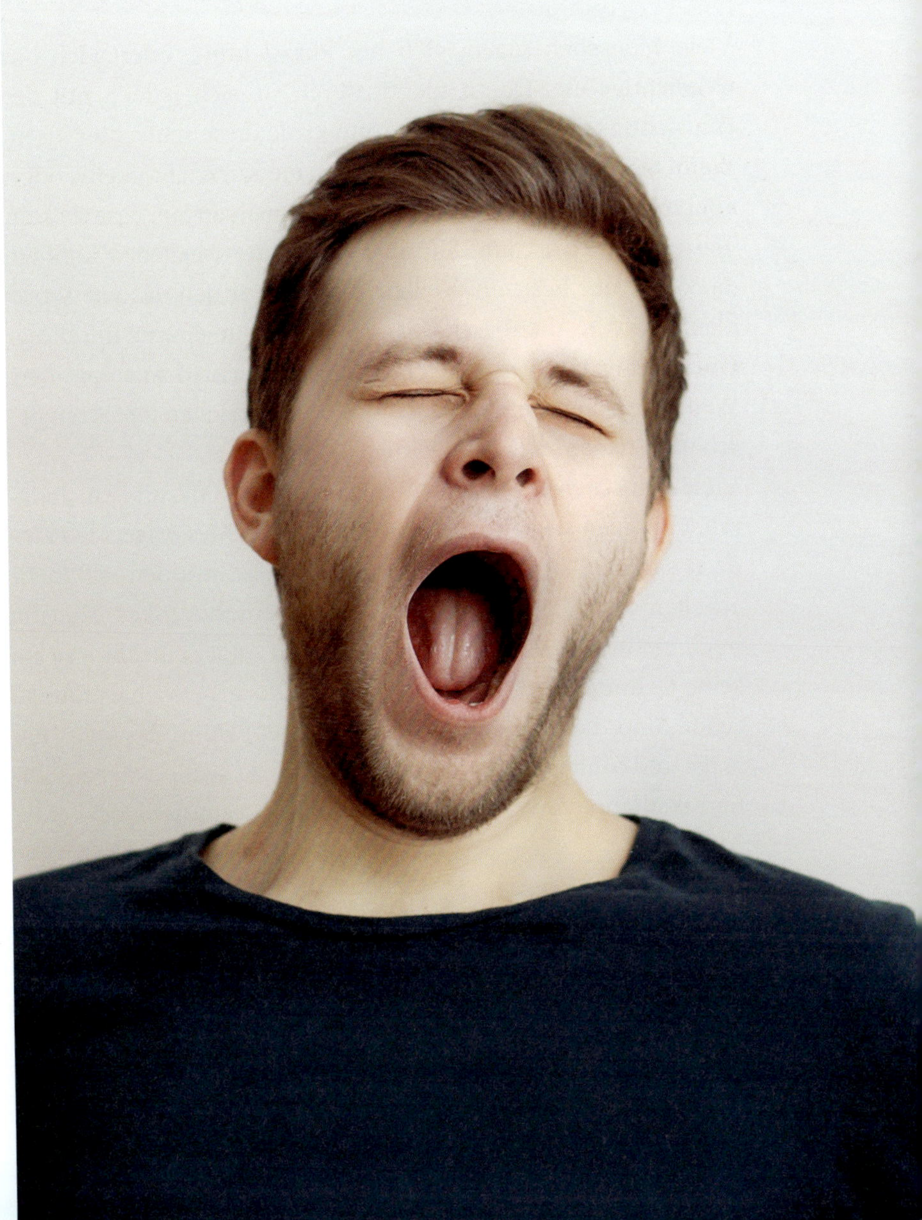

Die Wortwahl

Viele Menschen sagen: »Ich bin kurzsichtig«, oder: »Ich bin weitsichtig« etc. Damit identifizieren sie sich jedoch mit der Fehlsichtigkeit, und dadurch können sie diese schlechter lösen. Wenn Sie hingegen sagen: »Ich habe eine Kurzsichtigkeit«, oder: »Bei mir liegt eine Kurzsichtigkeit vor«, wissen Sie, dass sie kein Teil von Ihnen ist und Sie sie auch wieder weggeben können, da Sie sie nur besitzen. Vielleicht kommt Ihnen das wie Wortklauberei vor. Aber beschäftigen Sie sich bitte einmal mit dieser Überlegung, und versuchen Sie, den Unterschied zu empfinden. Wenn Sie sich schon etwas näher mit holistischen Ansätzen beschäftigt haben, werden Sie mich verstehen.

Viele Menschen sehen mit einem Auge besser als mit dem anderen. Oft sagen sie dann: »Das ist mein schlechtes Auge.« Ich fände es schöner, zu sagen: »Das ist mein Auge, mit dem ich mehr arbeiten darf, das mehr Pflege, mehr Aufmerksamkeit braucht, noch mehr zu lösen hat.« Niemals ist ein Auge schlecht – es hat seine Gründe, so zu sehen, wie es sieht. Es arbeitet hart, um zu sehen, und dies sollten Sie auch würdigen. Denn das spürt das Auge und fühlt sich gleich besser. Dies wirkt sich positiv auf seine Beteiligung am Sehvorgang und das Zusammenspiel beider Augen aus.

Um Heilung bitten

»Bittet, so wird euch gegeben. Klopfet an, so wird euch aufgetan!«

Auch wenn Sie der Bibel eventuell kritisch gegenüberstehen, dieser Ausspruch ist absolut wahr! In der geistigen Welt, also der nicht materiellen Welt, die für unsere physischen Augen nicht (be-)greifbar ist, stehen uns zahlreiche Helfer zur Seite. Zum einen gibt es die Engel, die Erzengel, aber auch aufgestiegene Meister. Erzengel Raphael ist der kraftvollste Heilerengel und steht uns Menschen gern zur Seite. Meister Hilarion ist der Lenker des grünen Heilungsstrahls (es gibt 12 verschiedene Farbstrahlen, denen jeweils unterschiedliche Aufgaben zugeteilt wurden). Grün ist die Farbe der Heilung, deswegen gehört neben Meister Hilarion auch Erzengel Raphael dem grünen Strahl an sowie weitere ihm untergeordnete Heilerengel. Und natürlich entstammen all die geistigen Wesen einer Quelle: Gott – oder wie auch immer Sie die Ursprungsenergie nennen möchten. Die kraftvollste Energie, die alles Leben durchdringt, alles miteinander verbindet, ist die göttliche Energie. Alle geistigen Wesen sind nur deren Mittler. Je stärker, reiner und klarer Ihre Verbindung zu Gott ist, desto kraftvoller kann diese Heilenergie auf Sie übertragen werden.

BITTE UM HEILUNG

Die geistige Welt steht jedem von uns offen. Aber Gott, die Engel und Meister dürfen nicht in den freien Willen einer Person eingreifen. Ihre jetzige Situation und Ihre Augenerkrankung haben Sie sich einst ausgesucht – bzw. handelt es sich um Wechselwirkungen. Doch wenn Sie den tiefen Wunsch nach Heilung in sich tragen (und zwar ganz egal, um was für ein Augenproblem es sich handelt), können Sie die geistige Welt um Hilfe bitten.

Übungsanleitung

› Schaffen Sie sich einen gemütlichen und einladenden Raum. Klären Sie den Raum, räumen Sie auf, und bereiten Sie den Raum so vor, als würden Sie einen ganz besonderen Gast zu Besuch bekommen.

› Legen Sie sich nun hin. Machen Sie es sich so bequem wie möglich.

› Rufen Sie in Ihren eigenen Worten Erzengel Raphael und Meister Hilarion. Bitten Sie die beiden, zu Ihnen zu kommen. Sprechen Sie diesen Wunsch laut und deutlich aus, dreimal hintereinander.

› Dann erzählen Sie ihnen, welches Leiden Sie haben, und bitten sie um die Übertragung göttlicher Heilenergie.

› Lassen Sie einfach es geschehen. Es kann sein, dass Sie heftige Schmerzen bekommen, es kann auch sein, dass Sie kaum etwas spüren und einfach einschlafen.

› Wenn Sie den Eindruck haben, dass die Übertragung der göttlichen Heilenergie beendet ist, danken Sie dafür.

Die Engel und himmlischen Helfer kommen immer, wenn Sie sie rufen, helfen Ihnen gern und freuen sich über Ihren Dank. Denn Danken ist immer ein Segnen des Gegenübers und hebt es ein wenig höher.

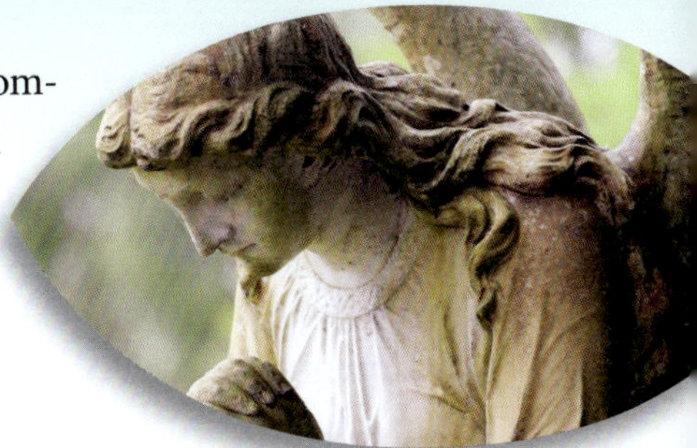

Wenn Sie sich hingelegt und um Heilung gebeten haben, werden die himmlischen Heiler Ihnen die göttliche Heilenergie in dem Umfang zukommen lassen, wie Sie sie in Ihrer aktuellen Phase annehmen können. Die himmlischen Heiler wissen genau, wie viel Energie Sie vertragen können. Sollten manchmal Schmerzen auftreten, können Sie dennoch sicher sein, dass die Energie nur zu Ihrem Wohl eingesetzt wird. Gleichzeitig werden negative Energien aus Ihrem Körper ausgeleitet. Dies geschieht über Ihre Handflächen und Ihre Fußsohlen. Deshalb ist es wichtig, dass Sie die Hände während dieser Zeit nicht auf Ihren Körper legen. Sonst führen Sie sich die Energien, die aus Ihrem Körper fließen, selbst wieder zu. Legen Sie auch die Füße nicht aneinander.

Die Art und der Umfang der Linderung hängen sehr stark davon ab, wie stark Ihr Glaube an das Göttliche ist (ganz egal, ob und welcher Religion Sie angehören). Die göttliche Heilenergie steht jedem Menschen und jedem Tier zur Verfügung. Sie brauchen nur darum zu bitten und daran zu glauben, dass Ihnen geholfen wird. Allerdings steckt hinter jeder Krankheit eine Botschaft, die nach einer Veränderung im Leben ruft. Wenn Sie nichts in Ihrem Leben verändern, können Sie noch so sehr um Heilung bitten, es kann keine Heilung geschehen. Deshalb ist es wichtig, zu wissen, was die Augen Ihnen mitteilen möchten. Dieses Buch gibt Ihnen Anhaltspunkte dafür, doch natürlich sind die Themen eines jeden Menschen individuell. Aus der Erfahrung in meiner Augenschule heraus weiß ich aber, dass Personen mit den gleichen Augenkrankheiten ähnliche Themen in ihrem Leben zu bearbeiten haben. Beschäftigen Sie sich mit diesen Themen, und verändern Sie Ihre Sicht auf die Welt!

Wenn Sie daraufhin die himmlischen Heiler um Hilfe bitten, wird – sollte dies für Sie vorgesehen sein und Sie sich Heilung auch gestatten – Heilung geschehen. Seien Sie es sich wert, heil und gesund zu sein. Fühlen Sie in sich hinein: Wie würden Sie sich fühlen, wenn Sie wieder klar und deutlich sehen könnten? Lassen Sie diese Vorstellung einfach zu. Wenn sie sich gut anfühlt, dann befinden Sie sich auf dem besten Weg! Wenn jedoch Schuldgefühle hochkommen oder die Befürchtung, nicht genug Aufmerksamkeit oder Mitgefühl von Ihren Mitmenschen zu bekommen, dann dürfen Sie zunächst hieran arbeiten.

› Seien Sie sich bewusst, dass Sie Heilung verdient haben. Arbeiten Sie an Ihrem Selbstwertgefühl.
› Arbeiten Sie mit der Freisprechung – damit können Sie die Schuldgefühle transformieren.
› Lieben Sie sich selbst, und schenken Sie sich selbst Aufmerksamkeit!

FREISPRECHUNG FÜR EINE KLARE SICHT

Wenn sich Ihnen Schuldgefühle zeigen und Sie sich selbst Heilung nicht erlauben können, kann Ihnen die folgende Freisprechung helfen, diese Blockaden abzubauen:

»Ich, … (Ihr kompletter Name), geborene/-r … (Ihr Geburtsname), sage mich los von allen Versprechen, Gelübden, Verträgen, Lenkungen, Gesetzen, Ritualen und Flüchen, die auf mir lasten oder die ich gegenüber mir selbst ausgesprochen habe bezüglich meiner Augen, meines Sehvermögens, der Dinge, die ich betrachten möchte, Ereignissen, die es anzusehen gilt, Ansichten und Weltanschauungen.
Ich, …, habe eine freie, klare Sicht und sehe die Welt, die Menschen und die Dinge klar und deutlich, sowohl in meiner nahen Umgebung als auch in mittleren Distanzen als auch in der Ferne.
Ganz egal, was mir Unrechtes angetan wurde, ich verzeihe es und löse es in Liebe und Licht auf. Gleichzeitig nehme ich zurück, was ich anderen Unrechtes angetan habe, bitte um Verzeihung und löse es in Liebe und Licht auf.
Ich bin absolut frei. Ich sehe ab heute meine Welt mit Augen der Liebe, des Mitgefühls und des Friedens. Ich nehme meine Umwelt wahr und schaue hinter die Schleier der Illusion, damit ich die Wahrheit erkennen kann. Ich löse die Schleier, die meine volle Sicht behindern, auf und entscheide mich, jeden Tag klarer sehen zu können.«

Nachwort

Ich wünsche Ihnen, dass Sie den Grund Ihrer Augenerkrankung oder Ihres Augenproblems für sich herausfinden können. Mit diesem Buch gebe ich Ihnen einige meiner Erkenntnisse mit auf Ihren Weg, und ich hoffe, dass Sie dieses Wissen in Ihre eigene Weisheit verwandeln können, indem Sie das theoretische Wissen lebendig werden lassen – und dadurch Heilung erfahren. Dies wünsche ich Ihnen in aller Achtung und Demut davor, was Sie sich persönlich erwählt haben. Denn nicht immer ist uns vollkommene Heilung bestimmt. Sollte eine klare Sicht zu Ihrem Lebensplan gehören, kann Ihnen dieses Buch als Wegweiser dienen und Ihnen neue Sichtweisen – auch auf andere Dinge im Leben – schenken.

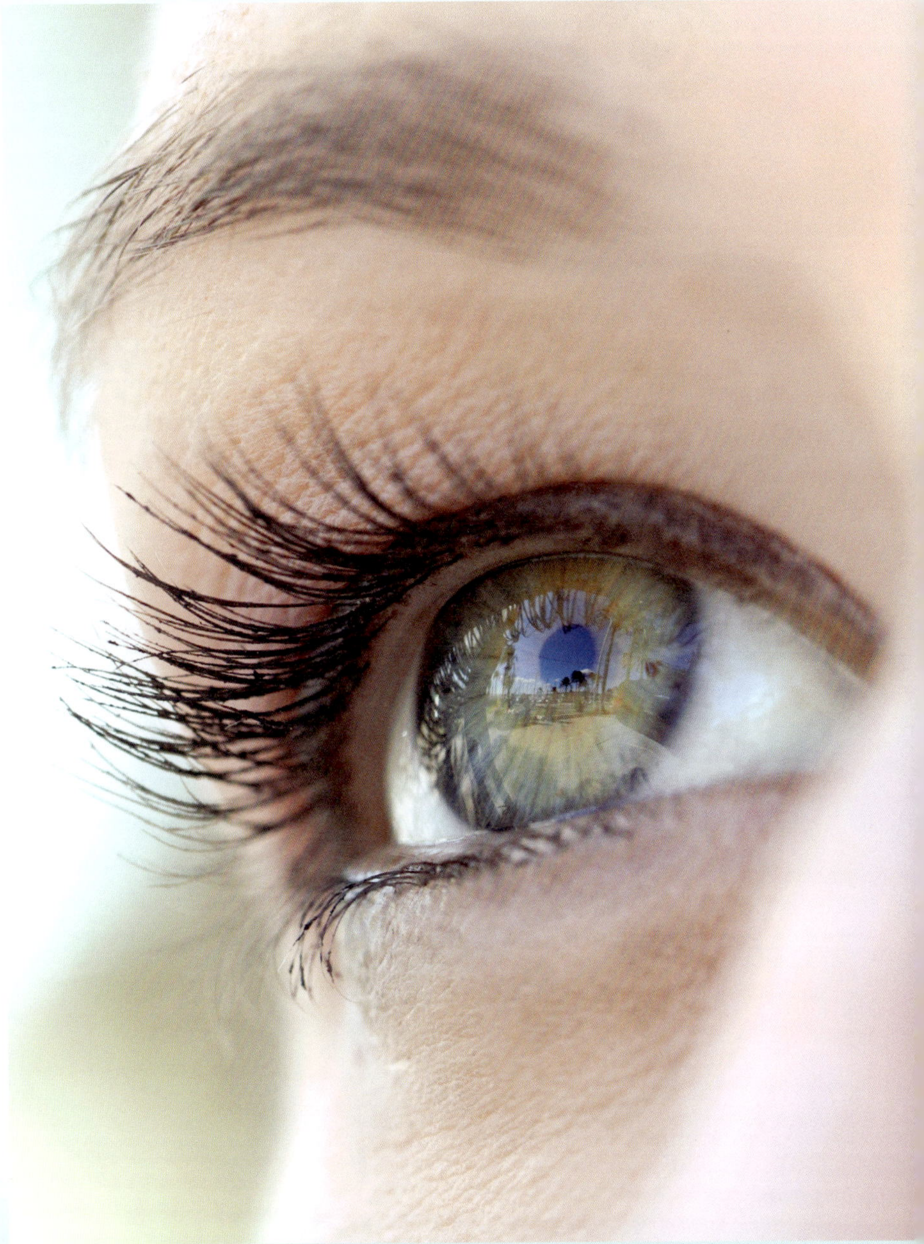

Danksagung

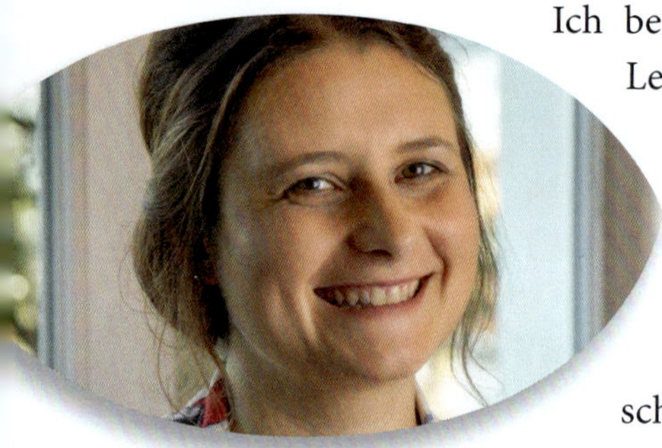

Ich bedanke mich ganz herzlich bei allen Leserinnen und Lesern meines ersten Buches und bei allen Personen, die mich seit dessen Erscheinen begleitet haben. Zutiefst möchte ich dafür danken, dass mir so eine wunderbare Tochter geschenkt wurde. Elina, du schenkst mir so viel Liebe und Freude, du bist einfach wunderbar! Danke, dass du meine Tochter bist!

Ein Dankeschön auch an all die Klienten meiner Augenschule. Viele Erfahrungen und Erkenntnisse durfte ich durch ihre Augenthematiken kennenlernen. Ich danke jedem Einzelnen – es ist ein sehr spannender Weg, an und mit den Augen arbeiten zu dürfen. Nur durch ihre Erfahrungen stehe ich heute an dem Punkt, dieses Buch schreiben zu dürfen und somit meine gesammelten Erfahrungen weiterzugeben.

Von Herzen

Caroline Christina Ebert

Über die Autorin

Caroline Ebert ist Optikermeisterin, ganzheitliche Sehtrainerin und Augenkinesiologin. Durch die kinesiologische Arbeit in ihrer Augenschule »Eyeland« konnte sie die Ursachen verschiedener Erkrankungen bei ihren Klienten erforschen. Dieses Wissen fasst sie in ihren Büchern und CDs zusammen. Zudem gibt sie viele Sehschulungen in Unternehmen.

www.augenschule-eyeland.de

Bildnachweis

Bilder von der Bilddatenbank www.shutterstock.com:
Layoutelemente: Hintergrund oben und unten: # 107530259 (© april70), Augensymbol: # 145852451 (© antishock)
S. 11: # 53539132 (© l i g h t p o e t), S. 12: # 663728050 (© KieferPix), S. 18: # 73195261 (© Andriy Maygutyak), S. 20: # 210013048 (© yod67), S. 31: # 145450570 (© happy-dancing), S. 33: # 85440862 (© YanLev), S. 35: # 511562236 (© Antonio Guillem), S. 36: # 511562236 (© Antonio Guillem), S. 38: # 243989626 (© Eugenio Marongiu), S. 39: # 1238068255 (© AXL), S. 41: # 94825957 (© luckypic), S. 44: # 112367969 (© Stock-Lite), S. 45:# 222516628 (© Anna Nahabed), S. 55 unten: # 124547932 (© Canon Boy), S. 57: # 117062077 (© Ozerov Alexander), S. 58/60: # 77803240 (© Alila Medical Media), S. 70: # 84891292 (© Luna Vandoorne), S. 77: # 222496654 (© Willow Dempsey), S. 78: # 78253603 (© Alila Medical Media), S. 88: # 196095074 (© Sestovic), S. 95: # 143470207 (© stockfour), S. 97: # 171531464 (© Image Point Fr), S. 103: # 115485262 (© Chris T Pehlivan), S. 105: # 205626952 (© Archimboldus), S. 109: # 143211553 (© Soloviova Liudmyla), S. 113: # 4653967 (© Edyta Pawlowska), S. 119: # 572681380 (© Vika Hova), S. 123: # 196641584 (© KatyKing27), S. 127: # 132455525 (© MJTH)

Fotos von Caroline Ebert:
S. 8–10, S. 23, S. 29, S. 47–50, S. 54/55 oben, S. 85

Fotos von Andrea Kowitz-Vierheller:
S. 86, S. 122

Augenerkrankung	Augenübungen
Katarakt	Palmieren, Lichtbaden, später Sonnenübung, Augenmalen, Augenmassage, Kopfklopfmassage, Merdidianklopfmassage, Augenakupressur, Reflexzonenmassage an den Füßen
Glaukom	Überkreuzbewegung, liegende Acht, Switchingkorrektur, Palmieren, Sonnenübung, Augen malen, Meridianklopfmassage, Augenakupressur
Farbenblindheit/ Farbsinnstörungen	Farbübungen, Lichtbaden, Meridianklopfmassage, Augenakupressur, Switching-Übung
Trockene Augen	Blinzeln, Palmieren, Augenmassage, Sonnenübung
Mouches volantes	Palmieren, Augenmassage, Augenbalance, Atemübungen, Vorstellungskraft trainieren

zusätzliche Empfehlungen	mögliche Ursachen und Hintergründe
Körperentgiftung, Säure-Basen-Ausgleich, Ernährung umstellen, viel Wasser trinken, Augenakupunktur, Augenkinesiologie	trübe Aussichten und Gedanken über das Leben, mangelnde Lebensfreude, fehlende Perspektive
zur eigenen Mitte finden, Augenakupunktur, Augenkinesiologie	mangelnde Selbstliebe, großer Druck im Leben
Augenakupunktur, Augenkinesiologie	Schwarz-weiß-Denken, keine Kompromissbereitschaft, fehlende Lebensfreude
viel Wasser trinken, 1 TL Leinöl pro Tag, Leinöl auf die geschlossenen Augenlider auftragen, Augenbäder, Augenkompressen, Augentrost	unterdrückte Wut, ungeweinte Tränen,
Augenakupunktur, Stress reduzieren, Augenkinesiologie, Körperentgiftung, Säure-Basen-Ausgleich, Ernährung umstellen, viel Wasser trinken	sauer auf etwas oder jemanden sein

Ganzheitliche Wege zur Augengesundheit

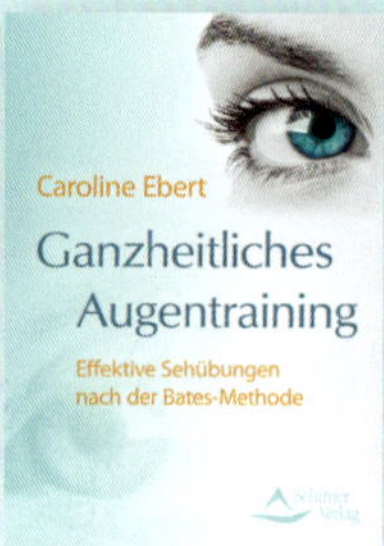

Caroline Ebert:
Ganzheitliches Augentraining
Effektive Sehübungen nach der Bates-Methode
96 Seiten
ISBN: 978-3-8434-5058-4

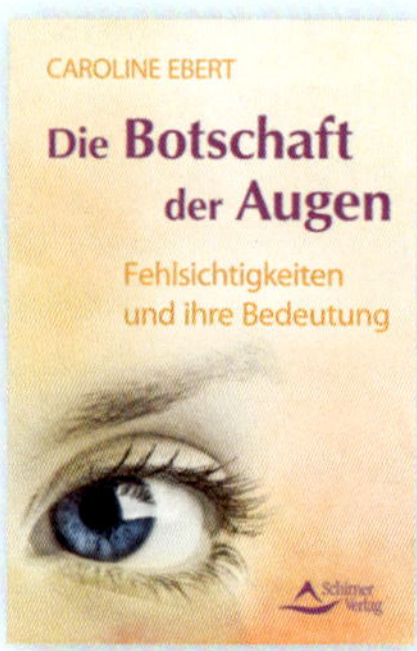

Caroline Ebert:
Die Botschaft der Augen
Fehlsichtigkeiten und ihre Bedeutung
128 Seiten
ISBN: 978-3-8434-1188-2

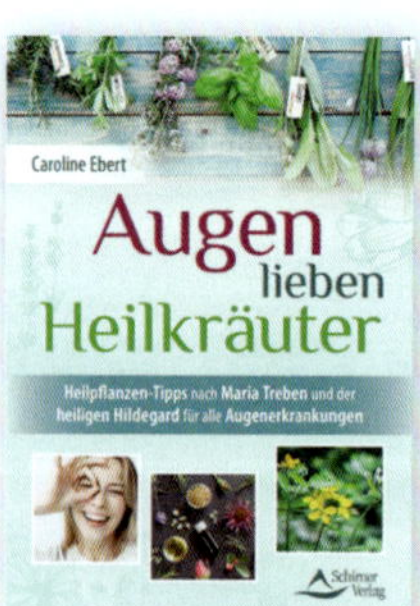

Caroline Ebert:
Augen lieben Heilkräuter
Heilpflanzen-Tipps nach Maria Treben und der heiligen Hildegard für alle Augenerkrankungen
128 Seiten
ISBN: 978-3-8434-1368-8

Schirner Verlag

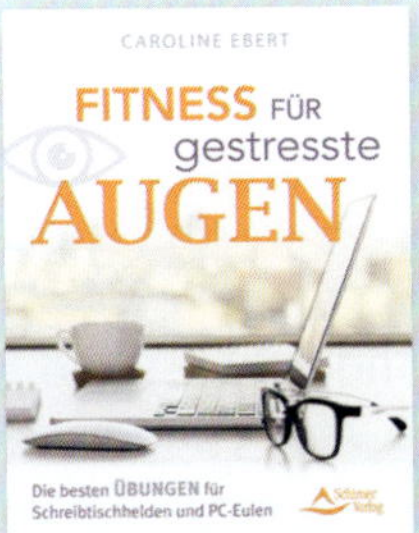

Caroline Ebert:
Fitness für gestresste Augen
Die besten Übungen für Schreibtischhelden und PC-Eulen
136 Seiten
ISBN: 978-3-8434-1378-7

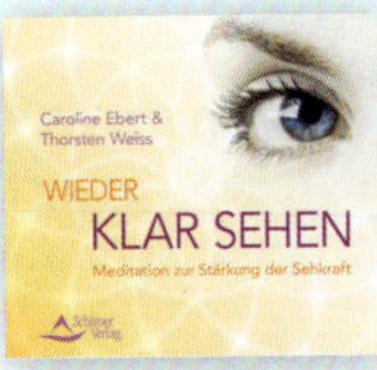

Caroline Ebert & Thorsten Weiss:
Wieder klar sehen
Meditation zur Stärkung der Sehkraft
Audio-CD, ca. 69 Min.
ISBN: 978-3-8434-8296-7

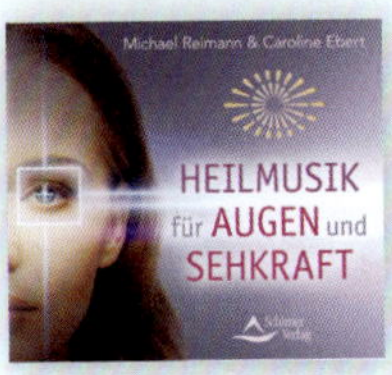

Caroline Ebert & Michael Reimann:
Heilmusik für Augen und Sehkraft
Audio-CD, ca. 72 Min.
ISBN: 978-3-8434-8366-7

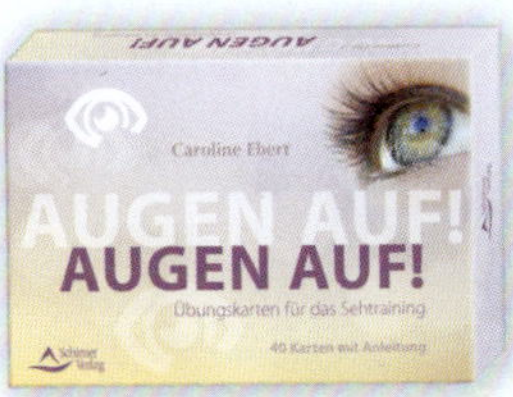

Caroline Ebert:
Augen auf!
Übungskarten für das Sehtraining
40 Karten mit Anleitung
ISBN: 978-3-8434-9077-1

Danke für deine REZENSION

– Gemeinsam sind wir mehr –

Liebe Leserin, lieber Leser,

von Herzen danken wir dir, dass du dieses Buch in den Händen hältst und es bis zum Ende gelesen hast. Das bedeutet uns, dem Schirner Verlag und seinen Autoren, sehr viel. Aus voller Überzeugung und mit Hingabe widmen wir uns seit vielen Jahren Themen, die unser aller Lebensqualität und Bewusstwerdung dienlich sind, und hoffen, einen Beitrag für eine lichtvollere Welt leisten zu können. Wenn dir unsere Arbeit gefällt, möchten wir dich bitten, dir einige Minuten Zeit zu nehmen, um dieses Buch zu rezensieren. Warum? Die meisten Menschen lesen Rezensionen, bevor sie ein Buch kaufen, da sie hierdurch einen Eindruck bekommen, ob und wie der Inhalt des Buches den Leser erreicht hat. Eine kurze Rezension ist dabei ebenso hilfreich wie eine lange, sehr ausführliche. Um es auf den Punkt zu bringen:

Eine Rezension ist heutzutage die beste Werbung für ein Autorenwerk!

Wenn du den Schirner Verlag und seine Autoren neben dem Buchkauf auch anderweitig unterstützen willst, dann bitten wir dich: Schreibe für jedes Werk eine Rezension – vielleicht als persönliche Leseempfehlung für die Buchhandlung in deiner Nähe oder online, z. B. beim Schirner Verlag. Das wäre nicht nur eine Wertschätzung für die Autoren, sondern kann dazu beitragen, dass die Verkaufszahlen steigen und der Schirner Verlag auch in herausfordernden Zeiten Bestand hat.

WIE SCHREIBT MAN EINE REZENSION?

Grundsätzlich sollte eine Rezension aus der eigenen, subjektiven Sicht geschrieben werden, da es sich um eine persönliche Meinung handelt. Du kannst in zwei Sätzen deine Gedanken zu dem Buch äußern oder eine längere Rezension verfassen. Falls du nicht weißt, wie du beginnen sollst, hier ein paar Anregungen:

- War das Buch leicht verständlich geschrieben? Wie hat dir die Sprache gefallen? Wie empfandest du die Aufteilung der verschiedenen Themen?
- War es unterhaltsam? War es deiner Meinung nach mit Herzblut und Liebe geschrieben? Wie hat es auf dich gewirkt?
- Hat es dein Herz berührt? Konntest du dich wiederfinden?
- War es tief greifend genug? Hast du viel Neues gelernt?
- Hat es gehalten, was der Titel und die Buchbeschreibung versprochen haben? Hat es deine Erwartungen erfüllt?
- Was macht das Buch besonders? Warum sticht es heraus im Vergleich zu anderen Büchern, die ein ähnliches Thema behandeln?
- Würdest du das Buch weiterempfehlen oder verschenken?

Dankeschön

lesen, fliegen, landen
Schirner Verlag